www.trichotillomaniastop.com

# Comment arrêter de vous arracher les cheveux !

Votre guide pour guérir de la trichotillomanie

### 3ᵉᵐᵉ Edition

De Amy Foxwell

www.trichotillomaniastop.com

# Bienvenue

Merci d'avoir acheté ce livre. Et Félicitations, vous avez fait le premier pas vers un nouveau « Vous ». Je suis ravie de partager cette méthode qui m'a aidée à arrêter de m'arracher les cheveux et qui vous donnera de bons résultats. J'ai passé beaucoup de temps à faire des recherches et à développer ce livre pour qu'il soit aussi efficace que possible. Il s'agit de sa deuxième édition, avec de nouvelles sections, des conseils supplémentaires, des lectures recommandées et une section spéciale " Aimés " que vous pouvez utiliser soit pour aider un ami ou un membre de votre famille, soit pour communiquer à propos de votre état.

Quoi qu'il en soit, pour que les résultats perdurent, suivez bien les instructions et, surtout, restez toujours aimable avec vous-même lorsque vous vous embarquez dans ce voyage.

Mes Amitiés,

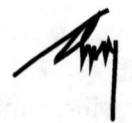

## Mon histoire

Au fil des ans, j'ai été en contact avec de nombreuses personnes - aussi bien d'anciens arracheurs de cheveux ou de peau, que des personnes toujours en cours de cure. Dans ces échanges, je me rends compte que le partage d'histoires est une étape importante dans la guérison. Nous pouvons être réconfortés et encouragés en sachant que nous ne sommes pas seuls, qu'il est effectivement possible d'arrêter nos comportements obsessionnels et compulsifs, et que d'autres ont réussi. Je souhaite donc partager ma propre histoire avec vous. Et j'espère qu'en le partageant cela vous aidera dans votre propre cheminement.

J'ai souffert à la fois d'arrachage des cheveux et de triturage de la peau autant que je puisse m'en souvenir. Je me souviens encore nettement quand j'étais enfant et que je gardais tous mes cils dans une boîte en métal, totalement inconsciente de l'étrangeté de la situation jusqu'à ce que les gens commencent à se demander pourquoi je n'avais pas de cils. En y repensant, je n'ai aucune idée si c'était lié à une enfance stressante, ou simplement que j'étais prédisposé à faire cela, mais en tout cas je continuais à tirer, parfois plus et parfois moins.

Quand j'ai eu 20 ans, mon état s'est aggravé. Cependant, j'ignorais encore que j'avais un véritable problème et je continuais à m'arracher les cils et les sourcils, passant du temps à cacher les parties arrachées avec un crayon ou autres astuces. J'enviais tellement les autres membres de ma famille qui avaient de beaux et longs cils, qui semblaient se moquer de mes propres plaques chauves et rendaient les choses encore plus frustrantes pour moi. Si seulement je pouvais m'arrêter, regardez les cils que j'aurais.

Sur le plan émotionnel, le fait de vivre avec le fait de me tirer les cheveux et d'autres comportements obsessionnels compulsifs était très difficile. Toujours présent au fond de mon esprit, je me demandais continuellement si je me battais bien contre les pulsions, si mes sourcils étaient bien remplis, si je faisais bien face à la frustration ou ce qui n'allait pas chez moi.

Je vivais une bataille continuelle avec moi-même. Tous les matins et tous les soirs, je me faisais un discours d'encouragement en me disant que j'allais arrêter, que j'allais "tout simplement arrêter" (oui, incroyable, je me disais ces mêmes mots, encore et encore, ces mots que les autres disent aux coiffeurs et qui sont si terriblement frustrants à entendre), croyant que le simple fait de me contrôler moi-même mettrait un terme à mes actions, que j'étais une personne intelligente et je pouvais faire une chose si simple. J'essayais de me convaincre le matin que "CE JOUR SERAIT LE DERNIER JOUR OÙ J'AI TIRÉ MES CHEVEUX" pour ensuite être confronté à moi-même et à des plaques chauves ce soir-là, après avoir échoué ENCORE et ENCORE. Le mélange de frustration et d'atteinte à ma confiance en moi était profondément enraciné et mal compris, même par moi-même.

Malgré l'absence de cils ou de sourcils, je continuais de me tirer les poils et les cheveux de façon incontrôlable. Aussi fou que cela puisse paraître, je ne me rendais pas compte que j'avais un comportement obsessionnel ou compulsif. Mais un beau jour, beaucoup plus tard dans ma vie, j'ai mentionné à mon médecin que j'avais un endroit qui me démangeait continuellement et où je perdais mes cheveux (j'étais trop gêné pour admettre que je les retirais, même à mon médecin à qui je demandais de l'aide). Elle a jeté un coup d'œil et m'a déclaré que j'étais souffrante d'un trouble connu sous le nom de 'Trichotillomanie'. « Qu'est-ce que c'est CELA ? Même le nom de mon problème est étrange » Je devrais envisager de commencer une thérapie.

C'était à la fois une journée terrible :

« J'ai un trouble ? je ne veux pas d'un trouble »

www.trichotillomaniastop.com

Et une journée merveilleuse :

« Alors, je ne suis pas folle. Il y a une raison légitime à cela. Et si c'est vraiment un trouble, alors je peux trouver un "traitement" qui fonctionne. »

Je suis alors immédiatement rentrée chez moi et j'ai commencé à faire des recherches. Mettre un nom sur ce qui m'arrivait et identifier le trouble a été le début d'un énorme changement pour moi.

Une fois que j'ai commencé à me renseigner sur la trichotillomanie, alors qu'avant j'en avais honte, j'ai pu sentir une sorte de libération. J'ai vécu toutes sortes d'émotions :

- du déni : « *Je suis une personne "normale" qui réussit bien, je ne peux pas souffrir de trouble obsessionnel compulsif* »
- à la honte : « *il y a quelque chose qui cloche chez moi* »

www.trichotillomaniastop.com

- au soulagement : « il y en a d'autres comme moi dehors et il y a une raison à cela. Je ne suis PAS folle, et je ne suis PAS seule »

En tout cas, au moins, il y avait une raison derrière mes actions. Ce fut un tournant pour moi. Je pense que la prise de conscience et la vraie compréhension sont absolument essentielles pour que les arracheurs de cheveux avancent.

Armée de cette information et de ces encouragements, et détestant obtenir de l'aide de l'extérieur, j'ai commencé un processus de collecte d'informations et d'idées pour m'aider à surmonter cela. J'ai essayé au début plusieurs méthodes différentes et j'ai fini par mettre au point un système qui m'a donné une structure rassurante pour travailler. Après avoir essayé divers produits, j'ai cherché à utiliser des produits complétement naturels. Ne trouvant rien, j'ai alors créé ma propre huile entièrement naturelle à partir d'huile d'olive et d'essences végétales provenant de mon propre jardin ainsi que de celles produites biologiquement autour de moi.

Puis j'ai commencé à appliquer toutes les méthodes que j'avais trouvées, en les testant et en les affinant jusqu'à ce que je parvienne à surmonter mes troubles obsessionnels compulsifs.

Au cours de ce processus, j'ai rencontré beaucoup de gens et j'ai eu beaucoup d'échanges enrichissants, jusqu'au jour où j'ai réalisé que d'autres personnes souffrant de ces conditions pouvaient aussi bénéficier du travail que j'avais fait. J'ai donc décidé de considérer cette expérience comme un moyen que je pouvais donner aux autres. Que je n'aurais pas souffert de ce trouble en vain. C'est ainsi que j'ai mis au point le "Trich Stop System" pour les arracheurs de cheveux.

On me demande souvent si j'ai déjà eu des rechutes. La réponse est que j'ai encore des envies occasionnelles et que j'ai une zone sensible qui fait souvent des siennes. Cependant, je suis maintenant capable de contrôler l'envie et de résister. Mais cela ne fait que me rappeler les progrès que j'ai réalisés et que c'est bien moi qui contrôle la situation. Chaque victoire me rend plus forte.

Ainsi je vous souhaite de réussir dans votre propre voyage avec la Trichotillomanie. Bien que je les détaille plus loin dans ce livre avec d'autres éléments, voici mon top 7 des choses essentielles qui m'ont aidée :

1/ Reconnaissez le trouble, lisez, faites des recherches, comprenez vraiment à quoi vous êtes confronté.

2/ Croyez sincèrement qu'il est possible de maîtriser votre condition. Entourez-vous d'un groupe de soutien positif et ayez confiance.

3/ Mettez en place un plan. Vous ne pouvez pas vous attendre à vous arrêter, et nous savons tous que la volonté n'est tout simplement pas la solution. Vous devez donc mettre en place un plan très clair.

4/ Essayez différentes méthodes pour voir laquelle fonctionne le mieux pour vous. Chaque personne est différente, donc les méthodes auront des résultats différents selon les personnes.

6/ Éliminez les produits chimiques dans votre alimentation (aliments transformés, sucres, etc.) et dans vos cosmétiques. Et soyez-en aussi bonne santé que possible.

7./ Enfin soyez attentif envers vous-même. Nous savons tous qu'il est très difficile de maîtriser ces conditions. Donc si vous faites une erreur, faites une pause pour décompresser.

Réussir à s'arrêter est un processus graduel, alors soyez heureux de tout progrès que vous avez fait et continuez à le faire. Ne vous découragez pas.

www.trichotillomaniastop.com

*Beaucoup de gens ont la même expérience de la trichotillomanie que vous ; vous n'êtes pas seul !*

## Un mot sur le Trich Stop System

Que vous soyez aux prises avec la trichotillomanie depuis de nombreuses années ou que vous commenciez tout juste à voir des symptômes de cette affection, vous devez vous résoudre personnellement à prendre le contrôle de la situation. Et c'est à cela que sert le Trich Stop System : pour vous aider dans la lutte de votre propre condition de trichotillomanie.

Tout le monde est différent et l'état de chacun est différent. Cependant, il y a des causes sous-jacentes et des remèdes communs à tous. Vous devrez comprendre autant que possible ce qui vous arrive. Puis vous devrez mettre en place les mesures nécessaires. Ce qu'il faut savoir, c'est qu'il est possible de le faire.

*Vous pouvez vous arrêter de vous arracher les cheveux !*

Vous avez juste besoin de soutien et d'un plan pour vous aider. Et c'est là qu'intervient le Trich Stop System. Lisez ce manuel et commencez les étapes à l'aide d'une huile entièrement naturelle comme l'huile Trich Stop Hairgrowth Oil(*) pour vous aider à atteindre vos objectifs. Vous verrez des améliorations immédiates. Félicitez-vous et reconnaissez que si vous pouvez faire ces premiers pas vers l'amélioration, alors l'objectif final d'arrêter de tirer vos cheveux est à votre portée.

***Maintenant que vous savez que vous allez réussir, nous allons commencer !***

(*) voir la fin de ce livre pour plus d'informations ou consultez le site suivant : http://trichotillomaniastop.com

# Contexte

## Qu'est-ce que le trouble de l'arrachage de cheveux, ou trichotillomanie?

La trichotillomanie est classée comme un trouble du contrôle des impulsions. C'est une envie incontrôlable de s'arracher les cheveux, les cils, les sourcils, les poils du nez, ou les autres poils du corps de manière répétée. Les personnes affectées s'arrachent donc cheveux ou poils de façon compulsive, un peu comme un tic, soit pour soulager une tension, une angoisse, soit par « réflexe » sans trop y penser. Les enfants et les adolescents sont les plus touchés, mais le trouble peut exister à tout âge.

Le terme « trichotillomanie » tire son origine de racines grecques ; trich (cheveux), tillo (tirer) et manie (impulsion).

S'enlever les cheveux ne se limite pas au cuir chevelu. Les patients ont tendance à s'attaquer à d'autres zones poilues, telles que les cils, les sourcils ou les poils. Le plus souvent, les patients arrachent les cheveux l'un après l'autre, en ciblant souvent les cheveux d'une couleur ou d'une texture spécifique. Les comportements peuvent aussi comprendre l'arrachement de la peau, les morsures des lèvres et se ronger les ongles. Malgré le désir d'arrêter de nuire à leur corps de cette manière, les personnes atteintes de trichotillomanie ont du mal à contrôler ces envies. Cela entraîne non seulement des déficiences physiques, mais également une détresse émotionnelle importante. **Ce n'est en aucun cas la faute du patient de ne pas pouvoir contrôler un tel comportement.**

*La trichotillomanie est plus qu'une simple habitude nerveuse, qui peut être contrôlée par la volonté, ou simplement en décidant d'arrêter*

Qu'est-ce qui déclenche la trichotillomanie ?

Les déclencheurs habituels comprennent :

www.trichotillomaniastop.com

- Les émotions stressantes, comme l'anxiété, la tension, la colère, la tristesse
- Les activités sédentaires, comme la lecture, les conversations téléphoniques, les travaux scolaires, la préparation avant de se mettre au lit

La recherche sur les causes et les traitements de la trichotillomanie en est encore à ses débuts. Des études ont démontré que la trichotillomanie est un trouble neurobiologique et qu'elle peut être liée à la constitution génétique d'une personne. 80% des arracheurs de cheveux rapportent également un besoin lié à une démangeaison. Et il peut y avoir une cause similaire à une folliculite (inflammation de la racine des cheveux) ou une irritation de la peau.

Cependant, de plus en plus de recherches font état d'une multitude de causes, comme de faibles taux d'œstrogènes, un manque de certains minéraux comme le calcium et le magnésium dans l'alimentation, des carences en sérotonine dans le cerveau et des événements traumatiques chez les enfants. **Il est donc très important pour chaque individu de rechercher le traitement ou la combinaison de traitements qui lui convient le mieux.**

Les séances d'arrachage de cheveux sont souvent effectuées dans un état de " transe " et l'individu peut se "réveiller" en train de se tirer ses cheveux sans même s'en rendre compte. Il est alors important que l'individu arrive à reconnaître ce qui le motive à arracher ses cheveux afin qu'il devienne complètement conscient de lui-même. Ce point est essentiel pour le traitement. Il y a trois principales compulsions :

- L'auto-apaisement : De nombreuses personnes se sentent mieux lorsqu'elles s'arrachent des cheveux ou poils parce que cette traction réduit les autres stimulations. Elle permet à l'esprit de se concentrer sur

www.trichotillomaniastop.com

l'acte de tirer et ainsi l'individu ressent une sorte d'apaisement du système nerveux.

- La stimulation : L'ennui peut aussi être une raison et le fait de tirer peut fournir la stimulation dont le système nerveux a besoin.

- Le perfectionnisme : Les personnes souffrant de trichotillomanie peuvent également être perturbées par les moindres imperfections et passer des heures à examiner leurs paupières en essayant de les "corriger" ou en arrachant des poils de différentes couleurs ou textures afin d'obtenir les cheveux parfaits.

Trouble de privation sensorielle

S'enlever les cheveux et les cils est souvent une activité auto-stimulante ou auto-apaisante utilisée par les personnes atteintes d'un trouble du traitement sensoriel. L'extracteur régule inconsciemment des fonctions internes dont il n'est peut-être même pas conscient. Les réglementations internes et nos systèmes doivent rester en équilibre pour que notre corps fonctionne correctement. C'est ce qu'on appelle l'homéostasie et affecte la température, la pression artérielle, la fréquence cardiaque, la respiration et les niveaux de stimulation internes. Pour les personnes atteintes d'un trouble du traitement sensoriel, le système nerveux a du mal à réguler les niveaux de stimulation interne et un manque provoquera une privation sensorielle, pour laquelle l'individu recherchera sans le savoir un apport sensoriel. Lorsqu'il recherche une stimulation, le corps a tendance à se concentrer sur les zones du corps comportant de nombreuses terminaisons nerveuses (mains, pieds, cuir chevelu, yeux). Tout le monde peut se ronger les ongles ou s'enlever les croûtes, pour les personnes atteintes de trouble de privation, ces comportements deviennent en réalité, un moyen de s'autoréguler (stimulation ou apaisement) avec une stimulation tactile (toucher et enlever), visuelle (regarder les cheveux pendant ou après la traction) et orale (mâcher ou glisser entre les dents). C'est une première étape importante pour les personnes qui s'arrache les cheveux afin de comprendre cette affection et, par conséquent, d'identifier ce qu'ils ressentent, en reconnaissant quand ils sont sur ou sous-stimulés. Ils peuvent ensuite travailler pour trouver des moyens sains de réduire la surcharge ou de solliciter un stimulus, en utilisant d'autres formes de stimulation (telles que le Trich Stop Oil ) pour remplacer les activités malsaines, destructrices ou dangereuses.

La trichotillomanie est un cercle vicieux : Arracher ses cheveux aggrave l'instabilité émotionnelle qui pousse une personne à recommencer. Le fait de tirer momentanément satisfait une personne qui en souffre. Mais à long terme, cela entraîne des conséquences émotionnelles graves, telles qu'une terrible conscience de soi, une mauvaise image de soi, une faible estime de soi, la peur des lieux publics et d'autres revers de ce style.

Les personnes qui tirent ont tendance à se sentir "bizarres" ou "folles" à cause de leur comportement différent et de ses effets.

## Comment la traite-t-on en général ?

Il n'existe pas un remède mais il y a des options de traitements disponibles.

***Il est important de savoir que bien qu'il puisse être difficile d'arrêter d'arracher les cheveux , c'est possible !***

La trichotillomanie peut être traitée par les méthodes suivantes :

www.trichotillomaniastop.com

1. **La thérapie cognitivo-comportementale (TCC)**, qui est axée sur la modification des pensées (cognitions) et des comportements dans le but d'aider la personne à surmonter sa trichotillomanie.

Les stratégies consistent notamment à :

- Sensibiliser la personne à ses comportements de trichotillomanie, puisqu'elle en est souvent inconsciente. Par exemple, il peut s'agir de tenir un journal consacré à l'apparition du comportement et à son intensité,

- Mettre en place une stratégie de contrôle du stimulus permettant des modifications de l'environnement de manière à décourager l'arrachage de cheveux.

- Renverser des habitudes, qui consiste à apprendre à faire des activités incompatibles avec l'arrachage de cheveux Exemples : Travailler l'argile, décortiquer des graines de tournesol, jouer avec des boules de Koosh, des balles antistress ou des balles de massage.

2. **Des médicaments** comme les inhibiteurs spécifiques du recaptage de la sérotonine (ISRS) sont parfois utilisés pour contrer la trichotillomanie. En général, toutefois, les médicaments ne sont utilisés qu'une fois que d'autres interventions, comme la TCC, ont échoué. Cela est dû au fait que des études (chez les adultes) ont montré que la thérapie cognitivo-comportementale était plus efficace que les médicaments (Bloch et coll., 2007).

Nous recommandons également de tenir un journal quotidien pour déterminer les moments où les envies semblent plus fréquentes ou intenses. Vous constaterez peut-être que ces périodes sont liées aux fluctuations des niveaux hormonaux. Si c'est le cas, vous pouvez vous préparer à des périodes où vous avez tendance à être plus faible. Prévenir c'est se préparer.

*Il est essentiel pour chacun de trouver la cause et le traitement ou la combinaison de traitements qui répondent le mieux à ses propres besoins.*

## Qui souffre de la trichotillomanie ?

La trichotillomanie toucherait 2 à 5 % de la population et 80 à 90 % des cas signalés seraient des femmes. L'âge moyen d'apparition est de 11 ans, mais cela peut commencer à tout âge. Les enfants de moins de 6 ans cessent habituellement de tirer les cheveux après 12 mois.

Cette affection touche tous les types de personnes de tous les milieux. Les arracheurs de cheveux peuvent être très perturbés sur le plan émotionnel, mais aussi en bonne santé et avoir du succès. Les personnes qui en souffrent réussissent très souvent dans d'autres domaines et ont de la difficulté à comprendre pourquoi elles ne peuvent pas contrôler cet aspect de leur vie.

Les critères de diagnostic dans le domaine de la santé mentale incluent la présence de symptômes multiples :

www.trichotillomaniastop.com

- une forte perte de cheveux

- un soulagement et une satisfaction pendant l'arrachage

- une augmentation de la tension quand on s'empêche de s'arracher les cheveux

- perte de sociabilisation à cause de l'arrachage

*La trichotillomanie touche de nombreuses personnes de toutes origines. VOUS N'ÊTES PAS SEUL !*

www.trichotillomaniastop.com

## Les phases de la trichotillomanie

La Trichotillomanie comporte trois phases principales :

1. Une première expérience de tension accompagnée d'un désir d'arracher quelques cheveux.

2. L'arrachage de cheveux commence et semble agréable, avec un sentiment de soulagement et d'excitation.

3. Une fois que les cheveux sont tirés, la victime ressent de la culpabilité, des remords et de la honte. On tente de couvrir les plaques chauves avec des foulards, des chapeaux, des perruques, de l'eye-liner et les malades commencent à se cacher à ce moment-là, ou à se sentir intensément humiliés.

*Reconnaître la phase dans laquelle vous vous trouvez à tout moment est un premier pas important vers la conscience de soi et le contrôle de votre comportement.*

## Traitement

Malheureusement, la trichotillomanie, ainsi que de nombreux autres troubles obsessionnels-compulsifs tels que le fait de s'arracher de la peau, n'est pas très bien comprise. En raison de la nature de la honte qui entoure ces conditions, l'étendue réelle est mal comprise et, par conséquent, le nombre de recherches sur ces conditions est limité. Par conséquent, bien que la recherche progresse, il n'a pas été prouvé de manière concluante quels sont les traitements qui fonctionnent le mieux. En outre, en raison des diverses causes de ces comportements, de nombreux types de thérapie et de traitement fonctionnent. **C'est pourquoi nous recommandons aux patients d'essayer de nombreux traitements afin de trouver le meilleur, et même mieux, d'utiliser souvent de nombreuses méthodes différentes simultanément.**

www.trichotillomaniastop.com

Il n'existe pas de «traitement» contre la trichotillomanie, mais des options de traitement sont disponibles. Découvrir des moyens de contrôler les impulsions peut aider un patient à se sentir mieux. La thérapie cognitivo-comportementale, les médicaments anti-stress et les groupes de soutien se sont révélés être un moyen efficace de contrôler les symptômes. Il est essentiel de comprendre que la trichotillomanie est un problème complexe pouvant avoir différentes causes. Il peut donc être nécessaire de l'aborder sous plusieurs angles pour trouver un traitement efficace. La thérapie peut aider le patient à prendre conscience du cycle de la pensée destructive et à rompre avec cette pensée et ses réponses habituelles.

*Plus important encore, la croyance est essentielle pour ceux qui souffrent de trichotillomanie: de savoir que même s'il peut être difficile d'arrêter de s'arracher les cheveux, C'EST POSSIBLE*

www.trichotillomaniastop.com

## Thérapie comportementale cognitive

La thérapie cognitivo-comportementale est le traitement principal utilisé pour l'arrachage des cheveux et forme les patients à l'auto-surveillance, à l'identification et à la réponse aux solutions à haut risque, à l'évaluation de la fonction de traction, à la confrontation des réalisations et au développement de la pleine conscience. Fondamentalement, il forme les individus à savoir quand et pourquoi ils s'appuient sur le traitement, puis aide les personnes atteintes à trouver des réponses positives non attractives à ces situations. Il est fondé sur la théorie suivante: si vous savez parfaitement quand et pourquoi vous le faites, vous pouvez alors trouver les solutions appropriées.

Il existe différents types de thérapie comportementale cognitive, mais le plus populaire d'entre eux est la formation d'inversion d'habitude (THS). C'est basé sur l'idée que ceux qui en souffrent, s'enlèvent leurs cheveux en guise de réponse à certaines situations, contextes ou événements. Cependant, ces personnes ne sont pas au courant de ces déclencheurs. Donc, la formation d'inversion d'habitat enseigne d'abord à l'individu comment comprendre les déclencheurs physiques et émotionnels qui le poussent à s'arracher les cheveux en étant plus conscient de ce qui se passe quand il commence à le faire (l'endroit, les événements, le contexte, etc.).

Une fois que ces facteurs sont compris, la personne apprend à utiliser d'autres comportements et stratégies d'adaptation au lieu de se tirer les cheveux lorsque de telles situations et événements se produisent. Celles-ci peuvent inclure garder les mains occupées en pressant une balle de caoutchouc ou en caressant de l'huile lorsque l'envie de tirer se manifeste. Une autre méthode très efficace de thérapie cognitivo-comportementale est connue sous le nom de *La thérapie cognitivo-comportementale* basée sur la pleine conscience.

L'objectif de cette thérapie est d'apprendre à accepter certaines expériences sans les juger, même si elles sont inconfortables. Il est basé sur la théorie selon laquelle une grande partie de nos souffrances proviennent d'une tentative d'ignorer, de contrôler ou d'éliminer les sentiments, les émotions, les pensées et les envies indésirables. Ce qui cause en réalité l'arrachage de cheveux, ce sont nos efforts pour ignorer nos problèmes plutôt que d'y faire face. Le but est donc d'accepter nos pensées ou expériences difficiles, sans les juger et sans se tirer les cheveux.

Les autres techniques de thérapie cognitivo-comportementale qui peuvent être utilisées seules ou avec d'autres méthodes de thérapies cognitivo-comportementales sont:

o <u>Contrôle de stimulus</u>

En utilisant des objets réels pour empêcher les tireurs de cheveux de tirer, il faut leur rendre la tâche difficile, ainsi que modifier l'environnement pour réduire les entrées sensorielles qui le tirent. Par exemple, si un malade tire ses cheveux à chaque fois qu'il regarde dans le miroir, il devrait alors enlever le miroir ou de ne pas se rendre devant le miroir avec une sorte de signe. L'utilisation d'écharpes, de chapeaux et de gants peut empêcher les individus de tirer. Ils peuvent également éviter des situations à haut risque telles que lire, travailler à l'ordinateur ou regarder la télévision.

o <u>Restructuration cognitive</u>

Cette méthode enseigne aux patients comment penser différemment quand ils ressentent le besoin de se gratter. C'est comme si l'individu était en train de réacheminer les voies neuronales. Un exemple serait de modifier les comportements en caressant la zone (avec l'utilisation d'une huile ou d'une crème, par exemple) lorsqu'une envie se fait sentir plutôt que de tirer.

*La thérapie cognitivo-comportementale a beaucoup de succès dans de nombreux cas obsessionnels-compulsifs et tout le monde devrait essayer cette méthode.*

## Thérapie d'intégration réflexive

La thérapie d'intégration réflexive utilise des schémas de mouvements doux pour développer des connexions nerveuses entre le corps et le cerveau. Le Dr Svetlana Masgutova est le principal contributeur à cette thérapie et a mis au point la méthode MNRI® (intégration réflexe Masgutova Neuro Sensorimotor) à l'aide de l'Institut de formation Svetlana Masgutova.La méthode MNRI «est conçue pour faciliter l'émergence, la maturation et le processus d'intégration des schémas moteurs réflexes primaires». Le Dr Masgutova décrit le réflexe comme une «réponse automatique du système nerveux à la suite d'un stimulus», ( c'est-à-dire le toucher, le mouvement, etc.). Les réflexes se développent et nous permettent de fonctionner dans notre environnement. Les premiers réflexes chez le nourrisson sont déclenchés par la sensation et permettent à ce dernier de se développer selon un schéma prévisible. Au www.trichotillomaniastop.com

fur et à mesure que l'enfant se développe, il utilisera le modèle de la manière la plus efficace et la plus adaptable possible. Cependant, ces schémas peuvent être interrompus ou mal intégrés. Cela peut devenir une expression incomplète ou non du réflexe. Comme les schémas réflexes sont déclenchés par la sensation, un nourrisson ayant des difficultés à traiter la sensation aura des problèmes d'expression et d'intégration de certains réflexes. Dans ces cas d'intégration incomplète ou absente, il est nécessaire de fournir une contribution plus intense afin de déclencher une réponse, ce qui crée un besoin de stimulus inapproprié tel que l'arrachage des cheveux, s'enlever les petites peaux ou se ronger les ongles et autres troubles répétitifs centrés sur le corps.

En travaillant en développant des voies neuronales, en connectant des réflexes non intégrés et de meilleures connexions neurales entre le corps et le cerveau, le besoin de stimulus inapproprié diminue.

*La méthode MNRI® est une thérapie douce, non*

*médicalisée, qui vise des résultats à long terme,*

*restructurant les réflexes et les besoins en stimulus et*

*voies neurales.*

www.trichotillomaniastop.com

## Médicaments

Les médicaments se sont avérés moins efficaces et plus décevants que la thérapie comportementale et, en général, nous décourageons leur utilisation. Il y a plusieurs raisons à cela:

- o La plupart des médicaments (Prozac, Clomipramine, Anafranil, Fluoxétine, etc.) agissent sur le sérum chimique que l'on trouve dans le cerveau. On ne sait pas si des quantités anormales ou une pénurie de sérotonine sont bien une cause ou un effet de l'arrachage de poils et d'autres troubles obsessionnels compulsifs. La sérotonine jouerait un rôle dans la régulation de l'anxiété et son niveau pourrait être influencé par des facteurs externes tels que la lumière du soleil, l'alimentation et l'exercice. Cependant, les conclusions ne permettent pas de conclure que ce produit chimique est réellement responsable de l'arrachage des cheveux.

- La prise de ces médicaments entraîne de nombreux effets secondaires dont la complexité, la gravité et même l'exacerbation peuvent exacerber de nombreux troubles obsessionnels compulsifs.

- L'utilisation de médicaments ciblant le glutamate, un produit chimique complètement différent, s'est révélée plus bénéfique (voir la section suivante sur les acides aminés) que les antidépresseurs et autres médicaments agissant sur la sérotonine.

- Lors de la recherche de diverses solutions médicales, il est important de prendre en compte les différents intérêts en jeu. Il est dans l'intérêt supérieur des industries médicale et pharmaceutique d'encourager l'utilisation de médicaments coûteux. Les remèdes naturels et préventifs sont rarement les premiers types de traitements que la communauté médicale établie va promouvoir. Il nous appartient donc, en tant qu'individus, de trouver nos propres moyens naturels et holistiques de guérison.

o En raison de la recherche ou des connaissances limitées sur ces troubles obsessionnels-compulsifs, de nombreux médecins ne sont pas suffisamment informés des traitements possibles pour ces affections. Par conséquent, ils peuvent opter pour ce qu'ils considèrent comme la solution la plus simple. Selon mon expérience et celle d'autres personnes, les médecins font souvent un mauvais diagnostic ou ignorent complètement ces conditions.

o Les individus s'enlèvent leurs cheveux pour différentes raisons et peuvent avoir des conditions biologiques différentes. Par conséquent, un médicament «taille unique» ne fonctionnera probablement pas.

Comme un lecteur nous a informés:

*«Au cour de la lutte de notre fils ses dernières années, nous avons eu une visite "diagnostique" avec un médecin russe réputé et spécialisé dans les TSA. Elle avait toujours été d'avis qu'il y avait un médicament qui le poussait à s'enlever les cheveux. Nous ne le lui avons jamais dit et nous avons lentement arrêté ce médicament.*

*Eh bien voilà, notre fils n'a pas arraché ses cheveux depuis au moins deux mois, deux semaines après l'arrêt de l'un de ces médicaments! Je suis TELLEMENT reconnaissant, mais effrayé, car cela montre le pouvoir que peuvent avoir les médicaments chimiques.*

Nous encourageons les individus à regarder quels traitements naturels et «alternatifs» sont disponibles. **En raison de notre succès et de celui des autres, nous préconisons vivement une approche «naturelle» de la guérison, notamment des modifications de l'alimentation, de l'exercice, de la sensibilisation, de**

www.trichotillomaniastop.com

l'homéopathie, de l'utilisation des huiles essentielles et de la thérapie de modification du comportement au lieu des produits pharmaceutiques et des médicaments.

*Essayez un mélange de thérapies avant de vous lancer dans une solution purement médicale.*

## Acides aminés

Récemment, de nombreuses recherches ont été menées sur l'utilisation de l'acide aminé N-acétylcystéine (également connu sous le nom de NAC) dans le traitement de conditions obsessives-compulsives telles que la traction des cheveux, s'enlever de petites peaux et se ronger les ongles. Les résultats sont encourageants et il a été démontré que NAC aidait beaucoup à réduire les pulsions. Selon la National Library of Medicine et le National Institute of Health des États-Unis, «l'utilisation de la N-acétylcystéine avait « **bien ou très nettement améliorée » chez 56% des patients, contre 16% sous placebo. Une amélioration significative a été initialement constatée après 9 semaines de traitement. "**

www.trichotillomaniastop.com

C'est une formidable nouvelle, non seulement parce que c'est un autre outil de lutte contre la trichotillomanie, mais parce que les résultats positifs obtenus dans le cadre d'études comme celles-ci encouragent la poursuite des recherches sur la maladie, ce qui est rare pour le moment. Le NAC affecte la quantité de glutamate dans le cerveau, ce qui provoque une excitation et peut encourager les comportements d'arrachage de poils.

La N-acétylcystéine est un acide aminé qui peut être acheté en ligne, dans les magasins d'aliments naturels ou sur notre propre site: http://trichotillomaniastop.com (voir la fin de ce livre pour une offre spéciale). Pour de meilleurs résultats, tout type de thérapie pharmaceutique doit être accompagné d'une sorte de thérapie cognitivo-comportementale. Si vous décidez d'utiliser des acides aminés, parlez-en à votre médecin au préalable.

*Les acides aminés peuvent être un élément efficace d'un programme de traitement de la trichotillomanie.*

www.trichotillomaniastop.com

## Envisager une thérapie

Envisagez de commencer un traitement et d'obtenir de l'aide professionnelle. Bien que certaines personnes surmontent leur état obsessionnel-compulsif sans cela, il n'y a aucune honte à obtenir de l'aide professionnelle. Pourquoi ne pas demander de l'aide après tout? Consultez un thérapeute et profitez de la sagesse et de l'expérience qui vous ont précédé, ainsi que des contacts et des ressources qui seront à votre disposition. Vous utiliseriez un comptable, un avocat, un médecin ou un autre professionnel formé dans son domaine pour vos autres besoins, alors pourquoi ne pas en faire autant pour cette situation très réelle qui a un impact considérable sur votre vie?

Assurez-vous toutefois de rechercher avec qui vous travaillez. Interviewez-les pour voir quelle est leur approche. Sont-ils familiers avec la trichotillomanie? Est-ce qu'ils abusent des solutions médicales? Utilisent-ils des méthodes différentes ou sont-ils coincés dans une seule approche? Utilisent-ils des traitements «alternatifs» tels que l'hypnose et l'homéopathie, ou ne traitent-ils que de «médicaments»? Jetez un coup d'oeil en ligne et voyez si quelqu'un parle du thérapeute dans les forums ou donne des critiques. **Il est impératif de trouver le bon candidat pour qu'un thérapeute soit efficace.**

*Obtenez de l'aide professionnelle pour cette anomalie médicale très réelle.*

www.trichotillomaniastop.com

## Thérapies énergétiques alternatives

Il existe de nombreuses «thérapies alternatives» qui, bien qu'elles soient «hors des sentiers battus», peuvent être efficaces pour certaines personnes ou être utiles dans le cadre d'un plan de traitement faisant appel à plusieurs méthodes.

- o L'EFT (Emotional Freedom Technique), aussi connue sous le nom de «tapotement», est un type d '« acupression psychologique » pouvant potentiellement aider à résoudre de nombreux problèmes émotionnels et physiques. À l'instar de la théorie de l'acupuncture pour le corps physique, certains praticiens pensent que les émotions, le stress et les traumatismes sont des énergies bloquées dans notre corps et que puiser dans des points spécifiques de notre corps peut aider à dissiper cette énergie négative. EFT est simple et non invasif, et www.trichotillomaniastop.com

peut être fait par soi-même. Il ne "guérit" pas, mais peut soulager le stress lié aux souvenirs du passé, aux inquiétudes, à l'anxiété ou aux pensées négatives. Le processus ce fait de plusieurs étapes, énoncer la peur / mémoire / émotion sur laquelle vous voulez travailler, identifier la vraie raison derrière l'émotion, créer un énoncé de cible sur la façon dont vous réagissez physiquement au problème, mesurer la sensibilité et appuyer sur un certain point pour: éliminer l'émotion.

Vous pouvez trouver des informations en ligne pour identifier les points et mieux comprendre comment effectuer le TEF.

- o Le reiki est une pratique spirituelle utilisée également comme thérapie alternative, qui, s'il est utilisé en association avec d'autres traitements, peut aider à résoudre des problèmes physiques, émotionnels et mentaux.

Il a vu le jour au Japon à la fin des années 800, sous les ordres de Maître Mikao Usui, qui affirmait que chacun de nous pouvait potentiellement canaliser l'énergie universelle vitale et ensuite le diriger à des fins curatives. Une fois initié au voyage Reiki, on peut accéder à la source inépuisable de cette énergie, afin de se soigner et de soigner les autres.

*"Les traitements de Reiki m'ont aidé à obtenir des résultats positifs sur le plan physique et émotionnel. J'ai eu de bons résultats en termes de repousse de cheveux, d'amélioration de mon humeur et de réduction du stress. Cela a influencé ma tendance à m'enlever les cheveux et poils, avoir plus de confiance*

*en moi et me donner la force de poursuivre mon*

*processus de guérison. "*

Les traitements de Reiki, reçus d'un maître ou d'un praticien à partir du 2e niveau, consistent en un premier et bref entretien afin de comprendre la situation psychophysique du patient. Ensuite, le traitement Reiki commence lorsque le praticien pose ses mains sur le patient pour canaliser l'énergie. Le praticien déterminera une intention très spécifique afin de permettre à l'énergie de donner les meilleurs résultats, puis apposera ses mains sur le patient, laissant l'énergie universelle les traverser. Les séances durent environ 60 minutes, durant lesquelles le destinataire peut ressentir des émotions physiques ou émotionnelles ou ne rien ressentir du tout. L'ampleur des sentiments n'est pas important pour que la séance soit efficace. En effet, tout le monde est différent et réagira à l'énergie du Reiki à sa manière.

Les adeptes du Reiki pensent que ce type de thérapie alternative peut être utile pour résoudre divers troubles, notamment la trichotillomanie. L'augmentation de l'énergie peut apaiser les follicules, accélérer la repousse des cheveux, atténuer les démangeaisons et favoriser la régénération cellulaire. Il s'agit de choisir la bonne intention tout en canalisant l'énergie.

*«Je souffre de trichotillomanie depuis des années en essayant différentes méthodes pour guérir. Avec Reiki, l'impact émotionnel a été fort, car il vous pousse à faire beaucoup de travail interne. Le Maître m'a invité à regarder en moi, afin de comprendre pourquoi, même si j'ai passé des années à essayer de le vaincre,*
www.trichotillomaniastop.com

*j'étais toujours affecté par la trichotillomanie. À la suite des évaluations, je me suis rendu compte que, au lieu de considérer la maladie comme une partie de moi, je tentais de la refuser, provoquant paradoxalement une augmentation des symptômes. Comprenant ce facteur fondamental pour ma guérison, je me suis finalement permis de me libérer de ce poids et de commencer à suivre le chemin du Reiki avec confiance et sérénité. "*

«Il est important de se rappeler que, lorsque l'on travaille avec des thérapies de guérison liées à l'énergie, comme pour toute autre thérapie, il est nécessaire que le receveur s'interroge sur le plan émotionnel et se" laisse "soigner", déclare Antonella Bramani. - Maître Reiki. «J'ai eu beaucoup de succès en aidant les personnes souffrant de conditions répétitives centrées sur le corps et, parfois, le

www.trichotillomaniastop.com

premier obstacle à la réussite est la "difficulté" de mon patient à se laisser aller. Le désordre devient un compagnon qui procure un sentiment de sécurité et dont il est difficile de se séparer. "

Avoir une approche confiante de la thérapie est la clé, et après avoir analysé votre relation qui est en désordre, prenez une décision consciente de guérir. N'oubliez pas que l'intention peut constituer la base d'un parcours thérapeutique réussi. Une fois que vous avez reçu des traitements Reiki, vous pouvez décider de continuer sur cette voie pour devenir un praticien Reiki de premier niveau. Cela vous permettra de canaliser vous-même Reiki et d'apprendre des outils utiles pour pratiquer l'auto-traitement Reiki. Ces outils vous aideront dans les moments où vous ressentez le besoin de tirer ou arracher, agissant à la fois comme une distraction et un développement qui vous apporte des avantages sur le plan psychophysique.

*"Je souffre de m'arracher les cheveux depuis que je suis enfant et j'ai décidé d'essayer la thérapie Reiki en plus de ma psychothérapie, comme suggéré par un ami. Depuis que j'ai vu l'influence positive du Traitement Reiki sur ma condition, j'ai décidé de poursuivre le voyage."* en prenant le 1er niveau de Reiki. *Je pourrais ainsi bénéficier d'auto-traitements à tout moment si j'ai envie de recommencer à m'enlever les cheveux ou poils. Aujourd'hui, je peux dire que Reiki est une bonne aide pour vaincre la Trichotillomanie et j'ai décidé de devenir moi-même Maître Reiki. Soutenu par d'autres traitements, Reiki me permet d'obtenir des résultats positifs sur le plan psychophysique, augmentant ainsi la confiance en soi. "*

Les traitements Reiki entraînent une amélioration de la concentration, ce qui vous permet de vider votre esprit, de détendre votre corps, de vous concentrer sur une intention et de prendre soin de vous. Vous avez seulement besoin d'un endroit calme, d'une musique relaxante en arrière-plan, d'une minuterie Reiki (vous pouvez trouver plusieurs applications gratuites) et de vos mains!

Vous pouvez rechercher en ligne un centre Reiki ou un Master qui peut vous accompagner dans ces toutes premières étapes dans le monde Reiki. Vous pouvez même accéder aux traitements Reiki à distance.

*Une approche positive et confiante et la cohérence des traitements peuvent faire des traitements alternatifs un allié précieux dans votre processus de guérison.*

# Vivre avec la trichotillomanie

## Soyez vous-meme

Aussi difficile que cela puisse paraître, le fait d'intégrer le fait d'arracher vos cheveux à votre histoire est un grand pas en avant. Quelle que soit la façon dont vous voulez l'envisager, qu'il s'agisse d'une leçon à apprendre, d'un cadeau à surmonter ou simplement d'une malchance génétique, il est important de voir cela comme faisant partie de votre vie. Acceptez votre trichotillomanie et faites la paix avec elle. Ce n'est qu'à ce moment-là que l'on peut voir ce que c'est – un trouble que l'on peut traiter - et ensuite mettre en place un traitement, tout comme on le ferait avec n'importe quelle maladie. Vous pouvez même y voir un défi qu'on vous a lancé pour vous aider à devenir une personne plus forte. Et peut-être qu'un jour, une fois que vous aurez surmonté votre problème, vous pourrez vous retourner et aider les autres avec le leur.

*Acceptez la trichotillomanie comme une partie de votre histoire.*

## Être une ex-arracheuse de cheveux

Il est essentiel de comprendre que quelqu'un qui a cessé de s'arracher les cheveux est un "ex-arracheur " et ne sera jamais un "non-arracheur". Cela signifie que tirer les cheveux fera toujours partie de vous et de votre histoire, et donc vous devrez toujours rester conscient de vous-même et prudent. Parfois, de petites envies commencent à apparaître et vous aurez besoin de vous recentrer. Cette situation deviendra plus facile à gérer avec le temps, mais elle ne disparaîtra jamais complètement. Par conséquent, vous devez continuellement être conscient que vous avez cette faiblesse. Bien que cela puisse sembler terriblement lourd de prime abord, il devient en fait de plus en plus facile de faire face à ce problème. Bientôt, ce ne sera plus qu'un fait que vous connaissez, mais cela ne pèse pas trop lourd.

Souvent, admettre aux autres votre faiblesse et votre statut d'ex-arracheur peut vous aider à rester fort en leur demandant de reconnaître votre personnalité et de vous aider dans certains moments de faiblesse. Il est essentiel d'avoir une stratégie préparée en cas de rechute. Dans ces cas-là, il ne faut pas se décourager, mais se pardonner ses faiblesses momentanées et prendre ces contre-temps de de façon constructive.

*Reconnaissez et faites la paix avec le fait que vous êtes un ex-arracheur de cheveux et que vous le serez toujours.*

Les rechutes et comment y faire face

Les rechutes sont une partie normale du processus et vous devriez vous y préparer. Visez une guérison graduelle plutôt qu'une approche radicale. Sinon cela ne fera que causer de la frustration et une perte de confiance. Le réentraînement des schémas neuronaux ainsi que la mise en place de systèmes de guérison prennent du temps, alors donnez-vous le temps de guérir.

Lorsque vous subissez une rechute, n'en faites pas toute une histoire. Il suffit de se relever, de se "secouer", de se rappeler la méthode graduelle faite et de recommencer. Comprenez qu'avoir été capable de faire des progrès montre que c'est possible. Avec du temps, la méthode deviendra naturelle.

*Les rechutes sont normales et il faut s'y préparer, et surtout être gentil avec soi-même.*

# Nos solutions

**La première étape indispensable pour obtenir ce que vous voulez de la vie est la suivante: décidez ce que vous voulez.** - Ben Stein

La visualisation est un outil puissant que de nombreux athlètes, hommes d'affaires et dirigeants utilisent régulièrement. Il consiste à imaginer exactement ce que vous voulez pour vous aider à l'obtenir. La pratique a fait l'objet de nombreuses études et est basée sur le fait que votre cerveau ne peut pas reconnaître la différence entre réalité et imagination. Ainsi, si vous imaginez quelque chose assez souvent et assez clairement, le cerveau le prendra comme vérité et fera tout ce qui est en son pouvoir pour traiter ces visualisations comme réalité et vous aider à les réaliser.

Quelques lignes directrices pour la visualisation :

www.trichotillomaniastop.com

- Soyez très clair et précis sur votre visualisation. Incluez les sons, les odeurs et vos émotions, avec autant de détails que possible pour que votre cerveau en soit conscient. Imaginez comment vous vous sentez lorsque vous sortez sans maquillage, sans artifice, alors que quelqu'un vous complimente sur vos beaux yeux. Rappelez-vous : vous programmez votre cerveau pour réaliser ce que vous imaginez, alors faites-le bien.

- Visualisez-vous avec le temps présent. Exemple :

  ☐ "Je suis fier d'entendre quelqu'un me complimenter sur mes beaux cheveux" plutôt que "Je serais heureux si..."

  ☐ "Je suis heureux d'avoir de beaux cheveux luxueux" plutôt que "Quand je n'aurai plus de plaques chauves, je serai heureux...".

- Lorsqu'une pensée négative vient cacher votre visualisation, isolez-la, transformez-la en noir et blanc, coupez le son, réduisez-la à un petit point, puis imaginez que vous soufflez sur la pensée négative.

- Visualisez au quotidien. Quand vous levez le matin et avant de se coucher le soir. Songez à créer un tableau de vision, plein d'images et de citations qui vous inspireront lorsque vous le contemplerez.

- Incluez tous les détails de votre vie, pas seulement vos objectifs sur votre manie. Imaginez la maison dans laquelle vous vivez, les vacances que vous prenez, le temps que vous passez avec votre famille, une vie pleine comme vous voulez la vivre.

- Rappelez-vous, le ciel est la limite. Plus vous en souhaiterez, plus vous en obtiendrez. Si vous ne pouvez

www.trichotillomaniastop.com

même pas imaginer le succès, alors c'est sûr qu'il vous échappera.

- Remplissez un tableau comme celui-ci par exemple. Assurez-vous que chaque objectif est mesurable, détaillé et limité dans le temps. Et essayez de trouver des objectifs sur différents domaines (pas uniquement que sur votre manie) comme avec vos relations (amis ou famille), vos dépenses, sur l'écologie, sur vos activités etc.

Relations

Les finances

Professionnel/
Ecole

Tirage des
cheveux

Personnel

*La visualisation s'est avérée à maintes reprises être une ressource accessible et précieuse, alors exploitez-la.*

### L'hypnose et l'autohypnose

L'utilisation de l'hypnose et de l'autohypnose peut vous aider :

- à surmonter cette partie de vous qui travaille contre votre propre intérêt
- et à exploiter le pouvoir de votre propre esprit pour vaincre la Trichotillomanie.

Consciemment, vous connaissez peut-être toutes les bonnes raisons de ne pas arracher vos cheveux, mais vous devez ressentir, et non pas seulement penser, différemment pour vous arrêter. Ce qu'il faut savoir sur l'autohypnose, c'est que l'esprit est plus réceptif quand il est calme et que le corps est détendu. La clé du succès de l'autohypnose est donc simplement de détendre le corps et de calmer l'esprit.

Suivez ce processus en 10 étapes pour utiliser l'autohypnose dans le cadre de votre traitement :

www.trichotillomaniastop.com

1. Développez l'idée que vous utiliserez lors de votre autohypnose. Elle doit être :

   ☐ Positive, sans mots négatifs. Courte, entre 6 et 15 mots

   ☐ Significative, c'est ce que vous voulez vraiment qu'il se produise

   ☐ Possible, quelque chose que vous pouvez réaliser. Évitez les absolus et les délais

   ☐ Ciblée, abordez une suggestion à la fois, et non pas beaucoup de souhaits différents.

   Par exemple : "Tous les jours, je n'arrache pas de cils."

2. Écrivez votre idée sur une feuille de papier

   ☐ D'une belle écriture lisible

   ☐ Écrivez comme si vous écriviez à votre meilleur(e) ami(e) ou amoureux(se)

☐ Concentrez-vous et écrivez lentement en pensant à la signification des mots au fur et à mesure que vous écrivez chacun d'eux.

☐ Répétez le message à vous-même, de préférence à haute voix, en vous écoutant attentivement. Réfléchissez clairement à la signification.de chaque mot

3. Trouvez un endroit où vous pouvez vous détendre et être seul. Vous pouvez mettre votre musique préférée en fond sonore (sans parole).

4. Dans la mesure du possible, effectuez l'autohypnose trois fois par jour :

☐ Lorsque vous vous réveillez le matin et dès que possible après le réveil.

☐ Au milieu de la journée, de préférence juste après le déjeuner.

☐ Juste avant de s'endormir la nuit

5. Asseyez-vous ou allongez-vous confortablement et trouvez quelque chose à regarder et sur quoi vous concentrer. Prenez trois respirations profondes, en vous laissant vous détendre de partout et en ressentant le stress et la tension qui sortent de votre corps à chaque expiration. Inspirez dans la sérénité, expirez la tension.

6. Fermez les yeux et retenez la dernière respiration pendant au moins 10 secondes, puis relâchez lentement, laissant toute la tension dans tous vos muscles s'écouler vers l'extérieur avec cette dernière expiration.

7. Maintenant que vous êtes détendu et que vous respirez de façon régulière et en douceur, commencez à compter à rebours de 5 à 1. Au fur et à mesure que vous comptez, vous vous sentez de plus en plus détendu à chaque respiration, à chaque chiffre que vous comptez.

8. Lorsque vous atteignez le nombre de 1, laissez-vous tomber rapidement et profondément dans un état d'esprit très confortable et détendu.

9. Maintenant, commencez à dire, dans votre esprit, pas à voix haute, les mots que vous souhaitez programmer dans votre subconscient, en répétant l'expression 20 fois. Pour vous aider à compter, chaque fois que vous dites la phrase, déplacez le bout d'un doigt vers le bout de votre pouce. Ne vous pressez pas. Allez-y doucement et profondément. Une fois que vous avez maîtrisé le processus, il devient automatique et vous n'avez pas à prêter trop d'attention aux

mouvements de la main ou aux mots eux-mêmes (cela peut prendre quelques jours).

10. Au fur et à mesure des séances, détendez-vous de plus en plus profondément, laissez-vous complètement aller. Ne précipitez pas les choses. Lorsque vous vous sentirez capable d'émettre plusieurs idées, commencez à intégrer les réflexions suivantes en parallèle :

- ☐ "Chaque mot que tu m'entends dire t'amène de plus en plus profondément dans un état de relaxation très bénéfique."

- ☐ Tu peux entendre mes paroles qui te donnent des suggestions, ces suggestions rendront ta vie meilleure et plus heureuse."

- ☐ "Chaque fois que je fais cet exercice, l'effet est plus fort et plus bénéfique. La suggestion m'aide à améliorer de plus en plus ma vie en avançant de plus

en plus profondément pendant les exercices."

*L'hypnose peut vous aider à préparer votre esprit et à modifier votre comportement.*

## Comment contourner le problème

Cette méthode est ce que j'appelle "contourner le problème".

Ce que j'entends par là, c'est que lorsque vous prenez du recul et que vous examinez le contexte de votre trichotillomanie, lorsque vous regardez le reste de votre vie et que vous analysez où vous pouvez apporter d'autres changements, non seulement cela mettra votre arrachage de cheveux en perspective, mais cela vous donnera d'autres domaines sur lesquels vous pourrez vous concentrer. **Ceci vous donnera un sentiment d'accomplissement qui renforcera votre confiance et jettera les bases du succès dans les domaines plus complexes comme celui de l'arrachage de cheveux.** En commençant par de petits changements pour améliorer votre vie, vous mettrez en place les bases pour commencer à vous sentir plus confiant et heureux. Et le succès engendre le succès. Prenons, par exemple, le cas présenté dans le livre à succès de Charles Duhigg, "Le pouvoir des habitudes" En changeant ses habitudes d'exercice et ses habitudes de vie quotidienne, la personne au début du livre a réussi à arrêter de fumer. Travaillez à bâtir une vie meilleure, une brique à la fois, en commençant par de petites tâches faciles à accomplir et la prochaine chose que vous savez, c'est que votre vie entière va se transformer. Non seulement vous soignez votre trichotillomanie, mais vous transformez aussi votre vie. Quelle proposition très encourageante et passionnante !

*Travaillez à mener une vie heureuse et épanouissante plutôt que d'être obsédé par votre façon de vous arracher les cheveux.*

# Trich Stop System en 8 étapes

Ce système en 8 étapes est un système éprouvé pour vous aider à arrêter de vous arracher les cheveux, peu importe depuis combien de temps vous le faites. Ces 8 étapes, ainsi que les outils ci-dessus vous aideront à mettre en place un plan efficace pour votre traitement.

## 1. Avant de commencer

Soyez gentil avec vous-même. Vous n'êtes pas seul et vous n'êtes pas un monstre. La trichotillomanie est une condition légitime dont vous souffrez. Vous pouvez la battre, mais c'est difficile, alors soyez gentil avec vous-même lorsque vous vous avancez dans le traitement. Si vous dérapez et recommencez, ne vous réprimandez pas, acceptez simplement que cela fait partie du remède et revenez au plan. Je me comparais souvent à mon mari qui arrêtait de fumer, et j'essayais d'être aussi gentille et compréhensive envers moi-même que je l'étais avec lui. C'est difficile, mais vous pouvez le faire !

## 2. L'acceptation

Reconnaissez que vous avez un problème. La première chose à réaliser est que vous souffrez d'un trouble traitable, et non d'une maladie due à la volonté ou au manque de volonté. Il s'agit d'un trouble qui résulte d'un bagage génétique, de l'humeur et de vos antécédents et qui a besoin d'être traité, et non d'une maladie sur laquelle il faut se battre. D'un autre côté, ne vous convainquez pas que tout va bien. La trichotillomanie peut être considérée comme une forme d'automutilation, et comme toutes les formes d'automutilation, la trichotillomanie peut devenir un comportement addictif, donc vous devez la reconnaître et la traiter comme telle. Ma grande percée a été quand j'ai finalement réalisé que ma manie était une condition légitime. Cela m'a libéré de la culpabilité et de la honte et m'a permis d'aller de l'avant et de chercher le traitement qui me convenait le mieux.

www.trichotillomaniastop.com

## 3. Identifiez vos passages à l'acte

Identifiez les éléments déclencheurs. S'arracher les cheveux devient une dépendance à cause du "besoin" naturel de supprimer la douleur et l'automutilation nous la donne (la morphine naturelle du corps entre en jeu).

Quand est-ce que vous vous arrachez vos cheveux ? Le soir en regardant la télévision ? Quand vous parlez à votre belle-mère au téléphone ? Lorsque vous lisez ou travaillez sur l'ordinateur ? Dressez une liste de vos déclencheurs et notez à côté de chacun d'eux une activité alternative qui vous permettrait de vous sentir mieux dans ces contextes.

La cause initiale de la trichotillomanie pourrait être génétique et/ou environnementale, et les chercheurs constatent des similitudes avec les déclencheurs du trouble obsessionnel-compulsif. Des expériences d'enfance pénibles ou des relations précoces perturbées avec les parents pourraient être à l'origine du développement de ce trouble, et une étude a montré que plus des deux tiers des victimes ont vécu au moins un événement traumatique dans leur vie, un cinquième d'entre elles ayant reçu un diagnostic de stress post-traumatique. Cela a amené les chercheurs à croire qu'il s'agit peut-être d'une façon de faire face à certaines situations pour certaines personnes. Par conséquent, dans votre propre cas, peu importe ce qui a pu ou non déclencher cette manie, identifiez quels genres de situations vous poussent à recourir à l'arrachage de cheveux. Ne le faites-vous que lorsque vous êtes déprimé ? En colère ? Confus ? Frustré ? Vous vous ennuyez ? Une fois que vous aurez identifié et compris ce qui déclenche votre manie, vous pourrez trouver d'autres façons plus positives de faire face à la situation.

## 4. Maintenez un journal

Tenez un journal ou un tableau de vos épisodes d'arrachage de cheveux. Grâce à l'écriture, vous pouvez vous faire une bonne idée des périodes, des déclencheurs et de l'impact de votre cet arrachage sur votre vie.

☐ Notez la date, l'heure, l'endroit et le nombre de cheveux que vous avez tirés et ce que vous avez utilisé pour les tirer.

☐ Écrivez également vos pensées ou vos sentiments lorsque vous le faites. C'est une bonne façon de vous soulager de toute culpabilité ou honte.

Vous commencerez à identifier vos moments de faiblesse et vos états mentaux. En étant plus conscient de ces moments et de ces sentiments, vous commencerez à les maîtriser. Vous serez peut-être surpris de voir combien de cheveux vous avez tirés ou combien de temps vous avez passé à le faire. Vous pourriez aussi être surpris de trouver des moments que vous ne connaissiez pas ou des sentiments qui se répètent.

Utilisez aussi un journal pour exprimer vos émotions. Dressez une liste des conséquences que vous avez subies à la suite de l'arrachage des cheveux. Il peut s'agir de commentaires d'autres personnes. Ce journal peut également inclure les conséquences relationnelles, comme le fait de ne pas aller à un rendez-vous ou de ne pas passer du temps avec les gens parce que vous avez peur qu'ils découvrent que vous vous arrachez les cheveux.

.

## 5. Élaborer un plan

Élaborez un plan de reconnaissance, d'interruption et de solutions alternatives pour vous aider à cesser cette manie. Cela consiste à remarquer quand vous avez envie de vous arracher les cheveux, puis à interrompre les sentiments et les envies en écoutant la visualisation et les rappels positifs dans votre tête. Ensuite, choisissez une autre action possible, quelque chose qui vous détendra ou qui vous permettra de faire face aux sentiments qui vous poussent à vous arracher les cheveux. Il existe d'autres moyens d'exprimer vos émotions, comme la respiration profonde et la purification de l'esprit, la visualisation, le dessin ou l'écriture, l'appel d'un ami, le début d'une activité manuelle comme le perlage, la broderie ou les jeux vidéo.

Beaucoup de gens ont trouvé l'utilisation de pense-bêtes physiques efficaces, tels que le port de poids qui tirent sur les bras, les gants ou les faux ongles comme un rappel et un obstacle.

## 6. Gardez une huile entièrement naturelle à portée de main

En utilisant une huile entièrement naturelle, comme le "Trich Stop Hairgrowth Oil" (pour plus de renseignements : http://trichotillomaniastop.com/hair-growth-oil/) a été la clé absolue de mon succès pour arrêter de m'arracher les cils et les cheveux. Il a été spécialement développé pour calmer et apaiser vos follicules ainsi que pour stimuler la repousse. Je l'utilisais chaque fois que j'avais envie d'arracher, comme action alternative. Je souffrais de démangeaisons et d'irritation des follicules. Le sérum était un soulagement pour la sensation "physique" et inconfortable qui me poussait à arracher. De plus, l'onctuosité de l'huile rendait l'arrachage plus difficile. C'était réconfortant de voir que je nourrissais les follicules pileux et que j'encourageais la repousse des cheveux. Gardez votre sérum avec vous à des moments où vous êtes susceptible de recommencer. Je vous conseille de le choisir comme une action alternative, comme un pense-bête (voir la fin de ce livre pour une offre spéciale pour les lecteurs).

## 7. Trouvez ce qui fonctionne pour vous

Chaque souffrance est différente. Utilisez le "Trich Stop System" pour mettre en place un plan personnalisé pour vous même. Veillez à expérimenter les différentes étapes du processus pour identifier ce qui est le plus efficace pour vous.

## 8. Utiliser des activités auxiliaires

Ne sautez pas les activités auxiliaires telles que la visualisation et l'autohypnose. Ce sont des outils puissants à suivre de concert avec le "Trich Stop System". Ils vous permettront de vaincre votre manie avec succès.

# Les Conseils de Trich Stop

Ces conseils, en conjonction avec les étapes du "Trich Stop System", vous aideront à combattre l'arrachage des cheveux.

## La clé du succès : méthode and organisation

Ne faites pas votre traitement au hasard. Organisez une méthode pour éliminer le chaos dans votre vie, pour vous donner des directives et un contexte comme soutien. C'est la clé du succès. Comme nous l'avons déjà mentionné, en apportant le moindre changement dans d'autres domaines de votre vie, vous pouvez avoir un effet sur votre arrachage de cheveux. Vous n'avez pas besoin d'être extrêmement rigide. Si vous devez assister à une fête et que vous ne pouvez pas suivre votre programme, c'est OK. Restez flexible, mais il faut tout de même vous donner un cadre dans lequel travailler.

De plus, changez vos habitudes de vie et vous interromprez les motifs sous-jacents de votre manie. Par exemple, si vous savez que vous avez des moments de faiblesse le soir en vous asseyant devant la télévision, choisissez une autre activité à ce moment-là : marchez, faites de l'exercice, pratiquez un instrument de musique. Si vous passez des heures devant le miroir après votre douche du soir, commencez à le prendre le matin quand vous n'avez pas le temps et que vous devez sortir pour aller travailler.

*En structurant votre méthode et en bouleversant votre routine quotidienne, vous créerez une atmosphère gagnante pour votre traitement.*

## En cas de dérapage

Ne vous blâmez pas en cas de rechute. Cela se produira et c'est une partie naturelle du processus. Il suffit d'utiliser l'erreur comme une expérience d'apprentissage pour mieux comprendre votre arrachage de cheveux et continuer à développer la meilleure solution pour vous-même. Notez vos erreurs dans votre journal, essayez de comprendre pourquoi elles se sont produites et suggérez des solutions possibles. Utilisez ces faux-pas pour en apprendre davantage sur votre état personnel. Rappelez-vous : le vrai succès est d'avoir le contrôle sur vos comportements qui mèneront à de moins en moins d'épisodes d'arrachage de cheveux. Votre but ne devrait pas être de vous blâmer ce qui pourrait causer une frustration insupportable et une rechute, mais de progressivement arracher de moins en moins de cheveux, et de moins en moins souvent, de sorte qu'un jour vous vous réveillerez et vous constaterez que vous ne vous êtes pas arracher de cheveux depuis très longtemps.

www.trichotillomaniastop.com

*Voyez les rechutes comme une expérience*

*d'apprentissage ; la guérison est un processus graduel.*

## Identifier avec succès les périodes de déclenchement

Bien sûr, vous vous retrouverez parfois à vous arracher les cheveux sans même détecter un élément déclencheur (bien qu'il y en ait toujours un). Vous pourriez peut-être utiliser quelque chose pour vous aider à identifier physiquement les moments déclencheurs, comme des poids sur vos bras pendant les périodes de "danger" où vous pourriez être dans un état de transe et ne pas réaliser votre arrachage (comme parler au téléphone, regarder la télévision, lire ou travailler sur votre ordinateur). Vous pourriez aussi vous rendre compte que certaines situations, ou la préparation de ces moments, sont un déclencheur pour vous. Peut-être que le fait de rencontrer un parent éloigné, de parler à votre patron ou d'assister seul à une activité cause du stress qui se manifeste ensuite par l'arrachage des cheveux. En comprenant mieux ces causes, vous pouvez mettre en place des mesures qui vous permettront de reconnaître le danger, de prendre conscience de vous-même et de créer une image mentale différente de la façon dont ces moments peuvent se dérouler.

*En comprenant vos déclencheurs personnels (tous les arracheurs de cheveux ne sont pas les mêmes), vous prendrez conscience de vous-même et pourrez mettre en place des actions et des réponses alternatives aux situations et à la préparation de l'arrachage des cheveux.*

## Utilisez la distraction

Prenez l'habitude de faire autre chose lorsque vous avez envie de tirer, comme aller faire une promenade, faire de la broderie, écrire dans votre journal, etc. La distraction ne consiste pas seulement à faire quelque chose d'autre, mais aussi à rééduquer le cerveau jusqu'à ce que cela devienne plus naturel de ne pas s'arracher les cheveux malgré un élément déclencheur.

De plus, en utilisant des activités distrayantes, vous commencerez à réorganiser votre vie, en apportant des influences positives. Analysez la façon dont vous passez votre temps. Vous regardez trop la télé ou vous menez une vie solitaire ? Passez-vous assez de temps à faire de l'exercice ou avec des amis ? Passez-vous trop de temps sur Facebook ? En vous comparant aux autres, sûr qu'ils ont une vie meilleure que la vôtre ! (Les études ont démontré que les gens qui passent beaucoup de temps sur Facebook sont moins heureux que ceux qui ne le sont pas).

Afin d'utiliser la distraction pour le plus grand bénéfice, essayez différents passe-temps et trouvez une activité qui fait chanter votre cœur. Une que vous pouvez passer votre temps à faire, ce qui vous apportera bonheur et confiance, tout en permettant à vos mains de se perdre en faisant autre chose plutôt que de tirer. Peu importe la nature de l'activité ou la façon dont vous la pratiquez, tant et aussi longtemps que vous en profitez. Les passe-temps comme la fabrication de bijoux, la philatélie ou l'apprentissage de la mécanique automobile sont une façon constructive d'utiliser votre temps. Ou des activités physiques comme la danse, le Tai Chi ou d'autres sports vous donneront la distraction parfaite. Suivez un cours pour apprendre une nouvelle langue ou sur l'histoire de l'art. Il y a une multitude d'activités et de passe-temps à essayer, et l'un d'eux saura vous plaire. Pensez à quelque chose que vous avez toujours voulu faire et commandez un livre à ce sujet. Ou encore mieux, inscrivez-vous à un cours dans un centre culturel local ou un collège communautaire. Non seulement cela vous donnera une source de distraction, mais cela peut vous aider à commencer à faire de petits changements dans votre vie quotidienne qui mèneront à de grands changements dans votre manie de vous arracher les cheveux.

*En plus de vous distraire, une activité ou un passe-temps vous donnera confiance, un regard neuf et la possibilité de rencontrer de nouvelles personnes.*

## Les huiles naturelles et l'aromathérapie

Les huiles biologiques (comme l'olive et le jojoba) et les herbes (comme le romarin, le thym, la lavande) peuvent être utilisées quotidiennement pour aider à réduire l'envie d'arracher, aider vos follicules à guérir et favoriser la repousse des cheveux. En rendant les cheveux huileux, ils seront aussi plus difficiles à tirer. De plus, ces essences ont une influence calmante sur le psychisme et peuvent soulager la tension et le stress. L'utilisation de la médecine naturelle est utilisée pour de nombreuses pathologies dans de différents pays qui disposent de soins de santé de pointe. En Europe, l'huile d'olive est même utilisée pour traiter l'érythème fessier.

*Utilisez des produits naturels pour apaiser vos follicules, traiter votre Trichotillomanie et favoriser la repousse des cheveux.*

## Les animaux de compagnie

Si vous aimez les animaux, envisagez d'avoir un animal de compagnie. De nombreuses recherches ont démontré que les animaux peuvent jouer un rôle positif dans de nombreux types de thérapie : ils réduisent le stress et rendent les gens plus heureux en général. Avoir un animal de compagnie a de nombreux avantages. Tout d'abord, il vous donne une activité qui vous servira à la fois de distraction et vous permettra de rencontrer de nouvelles personnes. Promener votre chien pourra non seulement faire un exercice amusant et facile mais il vous donnera aussi l'occasion de rencontrer d'autres propriétaires de chiens. Lorsque vous ressentez le besoin de vous arracher les cheveux, vous pouvez brosser votre chat par exemple. Non seulement cela vous distraira et vous occupera les mains, mais le toilettage des animaux est un moyen éprouvé de soulager le stress. Prendre soin de votre animal de compagnie vous donne également un sentiment de gentillesse, de responsabilité ainsi qu'un sentiment d'accomplissement. Enfin et surtout, les animaux sont une source d'amour inconditionnel pas comme les autres.

*Un animal vous donnera de l'amour, du réconfort et une activité pour vous occuper.*

www.trichotillomaniastop.com

Miroir, oh mon beau miroir...

Cessez de vous regarder dans le miroir. L'examen de la zone ne fera que concentrer votre attention sur elle et sur votre incapacité à vous maîtriser. Même juste après avoir arrachez vos cheveux, ne chercher pas à regarder les dommages dans un miroir. Les arracheurs de cheveux rapportent souvent qu'ils se retrouvent soudainement dans un état de transe devant le miroir, ne se souvenant parfois même pas comment ils sont arrivés là. Pour éviter cela, rangez vos petits miroirs et apposez une affiche sur tous ceux de la maison pour vous rappeler d'arrêter. Ou placez des notes sur certains passages (la porte de la salle de bain par exemple) pour vous rappeler de ne plus continuer. Baissez les lumières lorsque vous êtes dans la salle de bains pour ne pas vous voir trop distinctement dans le miroir. Vous pouvez vous faire aider d'un membre de la famille, demandez-lui de vous rappeler gentiment ou de vous distraire s'il vous voit vous diriger vers un miroir.

*Cela semble si simple à faire, mais s'empêcher de se regarder constamment dans le miroir peut être l'une des principales clés de la tranquillité d'esprit et de la réussite.*

## Surveillez votre alimentation

Avoir un corps sain est la clé et la base de la réussite à la fois pour arrêter de vous arracher les cheveux mais aussi pour une meilleure repousse. De nombreuses études montrent que la nutrition peut contribuer à exacerber l'envie de tirer. De plus, avoir un corps sain et se sentir bien dans sa peau créera un sentiment positif et confiant dont vous avez besoin. Arrêtez les aliments transformés, adoptez une alimentation saine et équilibrée, faites de l'exercice lorsque vous le pouvez. L'exercice améliore la circulation sanguine dans tout le corps, y compris celui du cuir chevelu. Cela peut entraîner une croissance plus rapide des cheveux et apaiser les follicules. Mangez les aliments dont votre corps a besoin pour battre votre manie, garder les follicules pileux en bonne santé et retrouver rapidement des cheveux forts.

- La vitamine A est essentielle à la croissance des cheveux. Vous en trouverez naturellement dans la mangue, l'orange, la carotte, la patate douce et la courge. Mais ne prenez pas de suppléments, car trop en prendre peut causer la perte de cheveux.

- La vitamine B stimule la production d'hémoglobine, qui aide les follicules à recevoir suffisamment d'oxygène pour rester en bonne santé et favoriser la pousse des cheveux. Mangez des pommes de terre, des lentilles, des pois chiches, du blanc de poulet, des flocons d'avoine, de la longe de porc et du rôti de bœuf.

- Potassium. Les concentrations les plus élevées se trouvent dans les bananes et l'ajout de potassium aide à compenser les carences qui peuvent contribuer aux envies de traction des cheveux.

- L'acide folique se trouve dans les légumes verts, les lentilles, les pois chiches, la papaye, les pois et les asperges. Elle contribue à la repousse naturelle des cheveux.

- La vitamine E aide également le sang à circuler dans le cuir chevelu et à améliorer la pousse des cheveux et se trouve dans la plupart des céréales, amandes, huile de carthame, huile de maïs et huile de soja.

- La vitamine C est nécessaire au développement du collagène, qui rend les cheveux plus forts. Mangez du kiwi, de la goyave, des poivrons rouges et des oranges.

- Essayez d'utiliser des suppléments à base de plantes ou des tisanes comme la racine de valériane, la passiflore ou le millepertuis. Ils sont souvent utilisés comme tranquillisants naturels et peuvent être utilisés comme calmants.

- Le thé vert contient un acide aminé qui améliore l'humeur et réduit le stress. Il abaisse également la tension artérielle, aide les fonctions cérébrales et a de nombreux autres effets positifs sur la santé. Pour en tirer le meilleur parti, assurez-vous d'utiliser des feuilles entières et suivez les instructions pour préparer le thé avec soin (les sachets de thé et le thé bouilli perdent leurs propriétés)

- Assurez-vous de consommer suffisamment de potassium, de calcium, de zinc et de magnésium. Les carences en ces minéraux ont été associées à des troubles obsessionnels compulsifs, y compris des études où des vaches qui ont des niveaux anormalement bas de ces minéraux mastiquent leur peau et enlèvent leurs poils.

*Une alimentation équilibrée et saine vous donnera confiance et vous aidera à guérir de l'intérieur.*

## Éviter les produits chimiques

Que ce soit dans votre alimentation, dans vos produits d'entretien ménager, dans vos médicaments ou dans vos cosmétiques, réduisez les produits chimiques de votre vie quotidienne. La vie d'aujourd'hui est remplie de produits chimiques qui sont brandis comme le remède pour tout, des nez qui coulent à des odeurs de chien sur le tapis. Cependant, la présence de ces produits chimiques peut être dangereuse de manière discrète. Les recherches actuelles commencent à montrer qu'une exposition excessive à des produits chimiques courants peut être plus nocive qu'on ne le pensait auparavant. Certains produits de tous les jours sont maintenant soupçonnés d'avoir un rôle dans l'augmentation des taux de maladies comme le cancer ainsi que des troubles du comportement comme l'autisme. Cela inclut les cosmétiques. N'utilisez pas de crèmes, de maquillage ou d'eyeliners fortement chimiques, car cela peut être irritant, empêcher la guérison et vous pousser à avoir plus de pulsions.

*N'utilisez que des produits naturels tels que les huiles essentielles et les essences végétales, et réduisez la présence de produits chimiques dans votre routine quotidienne.*

## Utilisation du maquillage

Suite à l'arrachage des cils et des sourcils, bien qu'il soit incroyablement tentant de se cacher derrière le maquillage, l'idéal serait d'en utiliser le moins possible. Le maquillage exacerbe le problème, ne favorise pas la cicatrisation et vous incite à consacrer votre énergie à analyser les résultats de l'arrachage lorsque vous en mettez. C'est particulièrement le cas pour les faux cils. L'adhésif irrite les follicules, ce qui provoque plus de pulsions et peut même endommager les follicules causant une perte permanente. Lorsque vous êtes à la maison ou avec votre famille et vos amis, essayez de ne pas vous maquiller.

Bien sûr, il y a des moments où vous voudrez vous maquiller. Dans ce cas, utilisez un eye-liner ou des crayons à sourcils légers et biologiques. Si vous devez utiliser du maquillage, assurez-vous qu'il est composé d'ingrédients naturels et utilisez-en le moins possible. Ceci inclut aussi bien quand vous maitriserez votre manie. J'ai souvent envie de porter du mascara pour mettre en valeur mes cils que j'ai tant travaillé à faire repousser. Cependant, je sais que les produits chimiques aggraveront les follicules et que l'attention et l'irritation accrues de la région inciteront une rechute. Aussi frustrant que cela puisse paraître, j'évite complètement de me maquiller les yeux.

*Évitez les faux cils, n'utilisez que du maquillage naturel, ou mieux encore, essayez de vous en passer.*

## Essayez l'homéopathie

L'homéopathie peut être un moyen efficace d'aider à contrôler la traction des cheveux et poils. Bien que peu connu aux États-Unis, de nombreux pays préconisent l'homéopathie à la fois comme médicament préventif et comme traitement actif. En fait, dans les pays où le traitement médical est payé par le gouvernement, l'homéopathie est activement encouragée et payée afin de réduire les coûts médicaux. La France, par exemple, rembourse les traitements homéopathiques préventifs et curatifs.

La thérapie homéopathique est étonnamment efficace pour rééquilibrer le bien-être mental, émotionnel et physique du patient, ce qui facilitera le traitement à long terme de l'arrachage des cheveux. Les remèdes homéopathiques sont utilisés avec succès pour traiter l'anxiété, les phobies et les attaques de panique, influençant l'humeur du patient et aidant à enrayer le comportement compulsif d'arrachage des cheveux. Cela fonctionne comme un stimulus, brisant la transe et aidant l'extracteur à déplacer son attention.

Les remèdes homéopathiques ont également montré des résultats impressionnants en aidant les patients à se voir comme des individus confiants. **Le traitement homéopathique est un traitement curatif, non toxique, doux et moderne.** En conjonction avec la propre volonté interne de la personne vers l'équilibre et la guérison, elle influence la chimie du cerveau et aide le patient à acquérir une force psychologique accrue. Le traitement homéopathique repose sur l'idée que le corps et l'esprit sont interconnectés de manière dynamique et qu'ils s'influencent directement l'un l'autre. Ils doivent donc être traités pour obtenir des résultats efficaces.

Pour mettre en place votre propre traitement homéopathique, vous pouvez soit faire appel à un conseiller en homéopathie pour mettre en place un traitement personnalisé, soit mettre en place votre propre traitement en recherchant les différentes options. De nombreux traitements naturels sont disponibles pour aider d'autres méthodes dans la lutte contre les envies qui provoquent l'arrachage des cheveux. Les fleurs de Bach, par exemple, peuvent aider à calmer les émotions tout en traitant de problèmes sous-jacents. Cette préparation comprend de l'agrimony, du hêtre, de la mirabelle, du châtaignier blanc, du bourgeon de châtaignier et d'autres plantes apaisantes. Des options de traitement supplémentaires incluent le millepertuis, la racine de valériane et la fleur de la passion.

*Créez vous-même un traitement homéopathique pour influencer votre cerveau et poser des fondements positifs pour la guérison.*

www.trichotillomaniastop.com

## L'exercice physique

L'exercice physique a de nombreux effets positifs sur les personnes souffrant de troubles obsessionnels compulsifs tels que la trichotillomanie. L'exercice augmente les niveaux de sérotonine, un produit chimique dans le cerveau. Un taux bas de sérotine peut être responsable des troubles obsessionnels compulsifs. Bien qu'ils ne soient pas complètement compris, les efforts visant à rééquilibrer le cerveau sont connus pour réduire les actions impulsives telles que l'arrachage des cheveux. La philosophie séculaire nous enseigne que pour mener une vie heureuse et épanouissante, il faut avoir un cerveau sain dans un corps sain. Tout comme pour un coureur avéré, les exercices récurrents sont connus pour stimuler le cerveau, produire des endorphines et faire en sorte que l'individu se sente bien. Souvent, ce stimulus peut remplacer le stimulus de l'arrachage. Il peut aussi soulager la tension qui vient souvent avant une session d'arrachage. Au fur et à mesure que vous continuez à faire de l'exercice, les résultats que vous voyez et les sentiments positifs que vous ressentez en le faisant augmenteront votre confiance en vous et votre discipline personnelle. Cela vous mettra sur une spirale ascendante de renforcement positif. En prime, l'exercice améliore la circulation sanguine dans tout le corps, ce qui peut accélérer la guérison et la repousse des cheveux.

Vous pouvez aussi l'utiliser pour vous distraire lorsque vous ressentez une envie pressante ou lorsque vous avez besoin de trouver une activité de remplacement pour les temps de déclenchement. Bien qu'il puisse être difficile d'être motivé, ne vous stressez pas en pensant que vous devez vous joindre à un gymnase, faire partie d'une équipe ou pratiquer en public. Commencez par de petites étapes, comme faire une marche lorsque vous êtes susceptible de tirer, et utilisez-la comme une partie importante de votre entraînement d'inversion d'habitude.

Une fois que vous commencez à vous sentir plus confiant, vous pouvez choisir un certain nombre d'autres sports qui peuvent être pratiqués en équipe ou en individuel, comme la natation, le BMX, le ski, l'équitation, le patinage, etc. Qui sait, une fois que vous commencez à voir des progrès, vous pouvez même rejoindre une ligue locale pour vous aider à vous sentir moins isolé.

*Un esprit sain dans un corps sain est l'un des fondements d'une vie heureuse et équilibrée.*

Les bienfaits du yoga, de la méditation et des exercices de respiration

Le yoga et la méditation ne sont pas seulement des moyens naturels de gérer le stress, mais ils sont le parfait mélange de santé spirituelle et corporelle.

Méditez régulièrement, une fois par jour. Les bienfaits calmants de la médiation se répercutent sur le reste de la journée. Essayez de méditer à la même heure tous les jours, que ce soit le matin, l'après-midi ou le soir. Vous pouvez aussi utiliser la méditation dans votre entraînement d'inversion d'habitude, méditer pour vous éclaircir l'esprit chaque fois que vous avez une envie d'arrachage.

Choisissez un endroit calme et confortable, en commençant par quelques minutes avec l'objectif à long terme d'arriver à 30 minutes. L'objectif de votre méditation devrait être d'éclaircir votre esprit. Vous pouvez utiliser des techniques de respiration, comme se concentrer sur la sensation d'inspiration-expiration (il existe des méditations guidées) Le simple fait de se concentrer sur chaque respiration est un moyen puissant de promouvoir la paix intérieure.

Utilisez votre diaphragme lorsque vous respirez. Faites-le en position allongée sur le dos. Posez une main sur votre abdomen, l'autre sur votre poitrine. Celles-ci vont vous servir de témoin, et vous aideront à sentir ce qui se passe :

- Gonflez lentement votre ventre lorsque vous inspirez (avalez de l'air) par le nez.

- Lorsque votre ventre est bien plein, continuez à inspirer encore de l'air en maintenant le ventre "sorti", afin de remplir votre poitrine. Ensuite, dégagez vos épaules et remplissez-les également d'air.

- Essayez de retenir l'air quelques instants

- Puis expirez (soufflez de l'air) lentement par la bouche en maintenant le plus longtemps possible votre ventre gonflé. Vous viderez d'abord les épaules, puis la poitrine et enfin l'abdomen (le ventre).

Concentrez-vous simplement sur votre respiration et sur la sensation qu'elle procure, en éliminant tout souci ou pensée, permettant à votre esprit de se calmer et d'être parfaitement dans le présent. Au début, votre esprit essaiera continuellement de pénétrer dans vos pensées, mais continuez simplement à le ramener à votre respiration.

La patience et la pratique quotidienne vous aideront à vous sentir plus à l'aise avec un esprit "vide" qui vous apportera la paix. C'est ce que l'on appelle le contrôle de "l'esprit dissipé" (« monkey mind » en anglais), ou du soi profond qui limite les pensées négatives. L'esprit dissipé peut vous dire continuellement à quel point vos cheveux sont laids, ou se concentrer sur les plaques chauves. L'utilisation de la méditation vous aidera également à éliminer toutes les émotions enfouies, vous libérant ainsi de ce stress. L'utilisation de cette méthode vous apprendra l'autodiscipline et comment bloquer vos pensées d'un esprit frénétique.

Vous pouvez également trouver le yoga utile comme une sorte de méditation active. Le yoga est une pratique séculaire qui signifie relier le corps et l'esprit. C'est un excellent outil avec la pleine conscience et les techniques de respiration. Il vous permettra d'étirer votre corps, d'ouvrir votre psychisme et de vous sentir revigoré et moins stressé. Cela limitera l'anxiété qui peut souvent conduire à des envies de tirer. Pour commencer à pratiquer le yoga, il est important de se faire enseigner les bases par un professeur compétent. Ceci ne doit pas vous créer une barrière. En plus de trouver un cours dans votre région, vous pouvez commencer par utiliser un DVD, consulter un livre ou même regarder des vidéos en ligne.

Dans le même ordre d'idées, vous pouvez essayer des alternatives comme le Tai Chi ou le Qi Gong. Ces pratiques vous permettent de ralentir vos mouvements et de prendre conscience de vos actions. Apprendre à être conscient de vos actions peut vous aider à prendre conscience lorsque vous tirez. Ralentir vos actions, vos pensées et vos paroles peut vous donner l'occasion de vous concentrer sur ce qui se passe réellement et de devenir attentif.

Pour toutes ces activités, vous devez les pratiquer régulièrement et pendant un certain temps avant de voir les résultats, alors n'abandonnez pas au bout de quelques jours.

*Le lien entre le corps et l'esprit favorisé par le yoga et la médiation peut donner une base solide pour un traitement réussi de la trichotillomanie.*

## Accepter, pardonner et lâcher prise

Acceptez le passé et toutes les expériences qui pourraient mener à votre anxiété et puis, au lieu de s'y attarder, laissez tomber le passé. Lâchez les regrets, la peur, l'anxiété et vivez dans le présent. Bien que cela soit plus facile à dire qu'à faire, il s'agit d'une étape importante vers la guérison à long terme. Des recherches récentes montrent qu'il est important de trouver la source de l'instabilité émotionnelle, mais qu'au lieu de s'y attaquer et de l'analyser encore et encore, il vaut mieux la reconnaître et ensuite la laisser aller. Reconnaissez que c'était avant, que l'on vit maintenant et que chaque individu contrôle son propre destin.

S'il y a des individus dans votre passé qui vous ont fait du mal, sciemment ou non, reconnaissez le mal, pardonnez et lâchez prise. Aussi difficile que cela puisse être, ne soyez pas rancunier, ne pointez pas du doigt ou ne blâmez pas les autres pour votre situation actuelle. Sachez que vous êtes puissant et que vous pouvez changer votre vie et votre présent. En fait, personne d'autre que vous ne peut le changer, alors acceptez cette responsabilité et relevez le défi à bras ouverts.

Laissez votre esprit se concentrer sur le bien et le positif. Lorsqu'il s'égare dans le négatif, ramenez-le et concentrez-vous sur les bonnes solutions qu'il est capable de produite pour tout problème. Écoutez votre intuition et soyez gentil avec vous-même. Lâchez les choses qui vous sont arrivées et que vous ne pouvez pas contrôler. Entraînez-vous à vous concentrer uniquement sur les choses que vous pouvez contrôler et qui feront une différence dans votre vie aujourd'hui.

**Aujourd'hui est le premier jour du reste de votre vie.**

www.trichotillomaniastop.com

Choisir le bonheur

Cela peut sembler très simpliste, mais votre état d'esprit est très souvent un choix. Le bonheur n'est pas seulement un état, mais une véritable DÉCISION. Il est surprenant de constater la différence qu'une simple décision active de choisir le bonheur peut faire.

Décider d'être heureux commence par comprendre que ce sont les plus petites choses de la vie qui nous rendent vraiment heureux. C'est peut-être banal et démodé, mais c'est vrai. S'arrêter pour savourer un beau coucher de soleil, rire avec un ami autour d'un café, un moment de calme pour lire votre livre sont vraiment le secret d'une vie heureuse. Cessez de vous comparer aux autres, ou de chercher de grands événements qui vous apporteront du "bonheur", mais soyez reconnaissants tous les jours pour les petits moments de satisfaction. Quand vous les additionnez, vous réaliserez que le bonheur, quelle que soit votre condition, est en effet à votre portée.

*Le bonheur est un choix !*

www.trichotillomaniastop.com

## Essayez l'hypnose

Alors que l'hypnose peut avoir mauvaise réputation, l'hypnose médicale regagne en crédibilité dans le domaine de la santé en tant que partie importante de traitement de certaines maladies, y compris les dépendances et les troubles obsessionnels compulsifs. L'hypnose crée en fait un état d'hyper alerte, permettant au subconscient d'être très ouvert à la suggestion. En fait, David Speigel, de l'Université Stanford, a été en mesure de démontrer l'impact de l'hypnose sur le cerveau, ce qui a permis de mesurer scientifiquement ses effets. Ce livre vous donne des outils pour l'autohypnose (voir la section sur l'autohypnose), qui est un outil efficace que vous pouvez utiliser seul. Cependant, il vaut la peine d'envisager de faire réaliser l'hypnose par un professionnel dans le cadre de votre traitement continu.

*L'utilisation des puissants effets suggestifs de l'hypnose s'est avérée utile dans les troubles obsessionnels compulsifs.*

## Un changement mentalité

La croyance en la capacité de changer vos habitudes et votre vie est plus importante que vous ne le pensez. **L'esprit peut déterminer comment le corps fonctionne et, en fin de compte, votre avenir.** Prenez par exemple le Dr Roger Bannister, le premier athlète à avoir couru 1 mile (1 609,34 m) en moins de quatre minutes dans les années 1950. Les gens pensaient à l'époque qu'il s'agissait d'un obstacle infranchissable. Mais en moins d'un an après l'exploit du Dr Bannister, une trentaine d'autres coureurs avaient fait la même chose : le monde n'avait pas soudainement produit une nouvelle race de super athlètes, mais l'étonnant exploit du Dr Bannister avait changé la mentalité de nombreux coureurs. Au lieu de dire « C'est impossible », ils disaient maintenant « Je pourrais le faire ». Et ce changement mental a eu un impact sur la performance de leur corps.

*Tout comme dans le programme des Alcooliques anonymes, ce même «pouvoir de l'esprit» peut être utilisé dans un programme de traitement de la trichotillomanie.*

www.trichotillomaniastop.com

## Utilisez des réducteurs de stress naturels

Intégrez plus de réducteurs de stress dans votre vie, par exemple en vous faisant masser régulièrement, en passant du temps avec un animal domestique, en écoutant de la musique apaisante ou en faisant de simples tâches agréables comme le jardinage.

Dressez une liste des choses qui vous apportent de la joie (utilisez la page "Réducteurs personnels de stress" du cahier de travail) et référez-vous à cette liste lorsque vous commencez à ressentir du stress ou de l'anxiété. Choisissez une activité et lancez-vous dedans pour éviter de tomber dans un état d'esprit négatif ou d'augmenter la tension dans votre vie.

Les activités peuvent être actives (pratiquer un sport ou un instrument, se promener, faire de la tapisserie, peindre, danser) ou passives (écouter de la musique, se faire masser, etc.), mais elles ne devraient pas vous apporter de plaisir inconditionnel. Si la pratique d'un sport vous stresse parce que vous avez besoin d'être avec des gens ou si la pratique de votre guitare vous met la pression parce que vous devriez vraiment pratiquer plus, alors essayez une autre activité. Ce devrait être un moment de pur plaisir.

*Profitez de votre vie!*

Agissez MAINTENANT

Picasso avait raison, l'action EST la clé du succès. Agissez maintenant, même s'il s'agit d'un petit pas en avant. Un peu tous les jours vous mettra sur la bonne voie et vous permettra de progresser plus facilement chaque jour. Ne faites pas ça juste pour trichotillomanie. Faites-le pour chaque partie de votre vie. Au fur et à mesure que vous avancerez, vous vous sentirez mieux au sujet de vos réalisations et plus vous aurez confiance en vous.

*"L'action est la clé du succès."* - *Pablo Picasso*

À propos de Spiritualité

www.trichotillomaniastop.com

Chacun a une version différente de la spiritualité. Que vous vous remettiez entre les mains de Dieu ou que vous préfériez regarder en vous, avoir un certain contact avec votre propre spiritualité est une étape importante pour embrasser qui vous êtes. Vous avez besoin de trouver une paix intérieure, et tout ce qui fonctionne pour vous, qu'il s'agisse de religion organisée ou de spiritualité individuelle, assurez-vous simplement qu'elle est basée sur l'amour de vous-même. Qu'il s'agisse d'un programme spirituel ou simplement d'une discussion ouverte entre des personnes ayant des points de vue similaires, il y a beaucoup de gens qui comptent sur la prière, la méditation et la prise de contact avec leur côté spirituel pour les aider dans certains comportements obsessifs compulsifs. Exécutez ces activités de votre propre chef ou trouvez des personnes ayant une vision similaire dans votre communauté ou sur Internet.

*L'exploration de votre spiritualité personnelle peut renforcer les bases de votre traitement contre la trichotillomanie.*

## Trucs et astuces

Bien qu'un changement d'habitudes soit nécessaire et que les astuces traditionnelles telles que garder les mains occupées ne soient pas un remède durable, ils peuvent vous aider à ralentir suffisamment pour réfléchir à ce que vous faites et vous offrir une action alternative. Ces astuces peuvent également être utilisées dans le cadre de votre traitement comportemental cognitif comme moyen de contrôle des stimuli :

☐ Portez des boucles d'oreilles avec lesquelles vous pouvez jouer. Un parent que nous connaissons a même permis à son fils de se faire percer les oreilles afin de lui donner autre chose que des cheveux pour jouer. Sa mère m'a dit qu'il s'agissait d'une "pensée hors des sentiers battus".

☐ Programmez-vous pour presser vos doigts l'un contre l'autre (ou "appuyer sur le bouton") au lieu de vous arracher vos cheveux chaque fois que vous sentez un élément
www.trichotillomaniastop.com

déclencheur. Votre cerveau réagira progressivement aux déclencheurs.

☐ Gardez vos ongles coupés courts pour qu'il soit plus difficile de saisir les cheveux.

☐ Essayez des faux ongles en acrylique pour qu'il soit plus difficile de saisir les cheveux

☐ Couvrez la "zone de traction" avec un foulard ou un chapeau.

☐ Configurez des alarmes sur votre téléphone ou votre ordinateur pour les moments où vous tirez le plus souvent. Faites du titre du rappel quelque chose d'encourageant, un message positif pour vous-même, tel que "VOUS avez le contrôle", "Ne tirez pas" ou "Allez caresser le chat".

☐ Utilisez une huile entièrement naturelle pour vous habituez à caresser vos follicules au lieu d'arracher. .

☐ Mettez des notes inspirantes et gentilles pour vous dans toute la maison. Ne vous contentez pas de vous donner des ordres, mais envoyez-vous des affirmations positives telles que "Je suis digne d'amour" ou "Je mérite d'avoir de beaux cils.

☐ Couchez-vous tôt et levez-vous tôt. En plus de vous rendre "en bonne santé, riche et sage", vous aurez moins de temps pour réfléchir, vous inquiéter et arracher.

*Si vous avez des idées que vous aimeriez partager avec d'autres, pourquoi ne pas les partager sur www.trichotillomaniastop.com ?*

# Relations avec les autres

L'un des aspects les plus difficiles de la vie d'un arracheur de cheveux est de faire face aux implications sociales, qu'il s'agisse de rencontrer de nouvelles personnes ou d'expliquer ce qu'il se passe à ses amis et à sa famille.

Ne vous isolez pas

Même si vous avez envie de vous cacher, l'isolement ne vous donnera que plus de douleur et de stress, avec le risque d'arrachage que cela induit. Cela ne signifie pas que vous devez aller à des fêtes ou parler en public. Toutefois, ne refusez pas toute interaction sociale. Choisissez quelques amis ou membres de la famille et confiez-vous à eux. Dites-leur que vous avez besoin de leur aide. Si vous étiez isolez, commencez par sortir avec une ou deux personnes pour de courtes périodes.

L'église ou les groupes religieux peuvent aussi créer une atmosphère de soutien et de compréhension pour cultiver des amitiés.

Joignez-vous à un groupe spécifique pour la trichotillomanie, ou des troubles obsessionnels-compulsifs plus généraux, ou si vous n'en trouvez pas dans votre région, joignez-vous à un groupe en

www.trichotillomaniastop.com

ligne. Envisagez d'aller à des conférences comme celles organisées par le Centre d'apprentissage de la Trichotillomanie où vous pourrez rencontrer ceux qui souffrent de problèmes similaires.

*Aucun homme n'est une île.*

Renseignez-vous sur le web

www.trichotillomaniastop.com

Utilisez les groupes de soutien en ligne (et hors ligne) disponibles. Cependant, soyez judicieux lorsque vous choisissez celui auquel vous participerez. Essayez-en plusieurs et donnez-leur une chance jusqu'à ce que vous trouviez celui qui correspond à votre style personnel. Prenez soin de choisir un groupe de soutien positif, qui croit en un remède et qui cherche à vous aider dans votre réussite.

Ne prenez pas un groupe plein de plaignants et de gémisseurs ou de gens qui veulent simplement compatir ensemble. Ce genre de groupe échouera certainement car ils ont déjà décidé d'échouer dans leur esprit.

Rappelez-vous que la traction des cheveux est un trouble et que vous avez donc besoin d'un bon état mental pour le combattre. Il est essentiel d'avoir une attitude positive, alors entourez-vous de gens positifs. Avoir un groupe de personnes qui réussissent à aider les autres à surmonter leur trouble est l'une des principales forces d'organismes comme les Alcooliques anonymes. Recréer ce même type de situation pour vous-même en choisissant un groupe de soutien positif avec des gens qui ont réussi à battre leur Trichotillomanie.

*En vous entourant de gagnants, vous deviendrez vous aussi un gagnant.*

## Évitez les gens négatifs et coupez les branches mortes

Évitez les gens qui vous rendent jaloux, ridicules ou mal dans votre peau. Même les membres de la famille ou de vieux amis. S'ils vous font tomber, alors retirez-les de votre vie. Entourez-vous de gens qui vous élèvent. Éliminez aussi les angoissés ou les gens moroses et tristes, ceux qui s'apitoient sur leur sort ou sur le vôtre. Pensez à l'effet que les médias sociaux ont sur votre vie. Est-ce que Facebook vous fait vous sentir mal dans votre peau ? Passez-vous votre temps à vous comparer aux autres ? Est-ce que votre groupe de Trichotillomanie en ligne se plaint et gémit ? Les livres que vous lisez au sujet de votre trouble sont-ils empreints d'émotions négatives et ne véhiculent-ils aucun message constructif ?

C'est un fait connu que l'on ait comme les personnes dont nous nous entourons. Vos parents avaient raison quand ils vous ont dit de choisir le bon type d'amis. Alors, commencez dès aujourd'hui en vous assurant que tous ceux avec qui vous êtes en contact vous aiment, vous soutiennent inconditionnellement, croient en vous et ont une attitude positive et brillante. Après tout, vous ne méritez que les meilleures personnes de votre vie.

*L' élimination de toute influence négative et le fait de s'entourer d'une atmosphère positive auront un impact durable sur votre réussite.*

## Famille et amis : Parlez-leur de votre trouble et demandez de l'aide

Bien que vous puissiez être tenté de garder votre manie dans l'obscurité, choisissez quelques personnes à qui vous confier. Cela peut sembler une perspective intimidante, surtout si vous vous arrachez dans des endroits qui ne sont pas visibles, mais il est essentiel de mettre de côté la honte. En vous ouvrant à un ami ou à un être cher, non seulement vous vous sentirez moins isolé, mais vous pourrez faire appel à la personne pour vous aider de diverses façons, que ce soit en vous rappelant de ne pas vous regarder dans le miroir, en étant joignable pour que vous puissiez les contacter lorsque vous en avez besoin, en vous aidant à suivre votre traitement, en vous rappelant d'accepter le présent, ou simplement en restant à votre écoute sans condition. Ce n'est pas une honte de demander de l'aide, au contraire, c'est un signe de force. Réalisez que tout le monde a des problèmes, même les gens qui vous semblent les plus unis, les plus forts.

www.trichotillomaniastop.com

On dit souvent que si tout le monde mettait ses problèmes dans un sac et en piocherait de nouveaux, nous voudrions récupérer nos anciens problèmes.

Au fur et à mesure que vous vous ouvrez, orientez la personne à se renseigner sur la trichotillomanie, à aller vers des sources ou des livres en ligne pour lui donner une meilleure compréhension de ce que vous vivez. Donnez-leur le "Guide de l'être cher" inclus à la fin de ce livre pour les aider à mieux comprendre ce qu'est la Trichotillomanie et ce que vous traversez. Ensuite, donnez-leur des instructions claires sur la façon dont ils peuvent vous aider. Expliquez que des mots vides tels que "arrêtes !" sont en fait très frustrants et font plus de mal que de bien. Donnez à la personne une bonne idée des actions que vous attendez d'elle et dans quelles situations.

*Avoir un pote/un proche pour vous aider peut être un outil puissant pour combattre la solitude et vous aider quand les choses deviennent difficiles.*

# La croissance des cheveux

Les cheveux humains tombent naturellement et par conséquent vos cheveux repousseront, même après avoir été arrachés à plusieurs reprises. Voici quelques faits à propos de la croissance des cheveux :

☐ Les cheveux humains poussent environ 0,8 à 1,2 cm par mois, ou environ 10 à 15 cm par an.

☐ La chaleur, ainsi que la vitamine D du soleil peut stimuler la croissance. N'hésitez pas à prendre l'air et profitez raisonnablement de la lumière du soleil.

☐ Votre corps perd constamment ses cheveux. Les follicules pileux passent par trois phases au cours de leur cycle de vie : la phase anagène (phase de croissance du cheveu) pendant environ trois ans, une phase catagène (phase de repos, pendant environ 3 semaines) et la phase télogène qui dure environ 3 mois. Cette dernière phase se termine par la mort et expulsion du cheveu et va laisser la place à un nouveau follicule en phase anagène. Le nombre de cycles pilaires est quant à lui limité : nos cheveux ne connaîtront ainsi que 25 à 30 cycles durant l'ensemble de notre vie

☐ Le cuir chevelu perd environ 100 cheveux par jour. Parce que chaque mèche est dans une phase différente, la perte de cheveux normale est imperceptible. À n'importe quelle période donnée, vous avez environ 100 000 cheveux sur la tête.

☐ Les cils poussent, tombent et repoussent naturellement. Les cils passent également par les 3 phases du cycle pilaire. La 1ère phase est celle de la croissance des cils et dure jusqu'à 45 jours maximum. Après quoi, ils passent par la 2ème phase qui peut durer jusqu'à 3 semaines, lorsque les cils cessent de pousser. Dans la 3ème phase, les cils ne poussent pas et restent environ 100 jours avant de tomber.

www.trichotillomaniastop.com

□ Il faut normalement jusqu'à 8 semaines pour qu'un cil repousse complètement.

# Mes recommandations

Je ne soulignerai jamais assez à quel point la lecture peut vous aider dans votre traitement contre la trichotillomanie. Non seulement vous devriez lire pour être mieux informé sur votre trouble et les différentes possibilités de traitement, mais aussi comme source d'inspiration et pour vous aider à trouver une vie plus positive et plus heureuse. Utiliser l'énergie des autres pour vous remonter le moral est une excellente façon de sortir du blues ou d'acquérir l'attitude positive qui est si essentielle dans le traitement de la traction capillaire. Plus vous êtes informé et plus vous avez de contacts avec les autres, meilleures sont vos chances de vaincre votre trouble. Il est important de savoir que vous n'êtes pas seul et que le contact anonyme avec les autres peut aider à atténuer les sentiments de solitude et d'isolement que les personnes souffrant de trichotillomanie peuvent éprouver de temps à autre.

## 1. Livres

Le pouvoir des habitudes - Charles Duhigg

Une recherche fascinante sur les " habitudes " (et bien que nous sachions que tirer les cheveux n'est pas une habitude en tant que telle, mais un comportement répétitif).

Le succès selon jack : les principes du succès pour vous rendre là ou vous souhaiteriez être – Jack Canfield

Il s'agit d'un travail plus général sur la réussite dans la vie, mais les principes sont grands, il a un merveilleux discours optimiste qui vous laisse avec un message positif pour l'avenir.

Stop Me Because I Can't Stop Myself – Jon Grant

Un livre d'information sur les troubles du contrôle des impulsions, la recherche du Dr Grant est financée par l'Institut national de la santé mentale.

www.trichotillomaniastop.com

Le chemin du beau – Cheryl Strayed

Drôle, perspicace et compatissant. Ce livre vous montrera que nous avons tous nos problèmes et vous donnera la force de continuer à travailler pour une vie meilleure. "Un baume pour tout ce que la vie nous jette."

## 2. Sites Web

http://www.trich.org

Plein d'informations, de séminaires et de contacts sur les TOC.

http://www.ocduk.org/

Basée au Royaume-Uni, cette organisation caritative aide les personnes souffrant de troubles obsessionnels compulsifs.

# Cas d'emploi

Suivez les étapes suivantes pour mettre en place une structure et un plan pour vaincre votre trouble. Bien que nous ayons inclus plusieurs pages que vous pouvez remplir pour pouvoir commencer tout de suite, nous vous recommandons de faire des photocopies du cahier de travail pour continuer à l'utiliser.

## 1. Reconnaître son trouble

Reconnaissez que vous avez un problème. La première chose à réaliser est que vous souffrez d'un trouble traitable, et non d'une maladie due à la volonté ou au manque de volonté. Il s'agit d'un trouble qui résulte d'un bagage génétique, de l'humeur et de vos antécédents et qui a besoin d'être traité, et non d'une maladie.

## 2. Identifiez vos moments d'arrachage

Identifiez vos déclencheurs Quand est-ce que vous vous arrachez les cheveux ? Le soir en regardant la télé ? Quand vous parlez à votre ex-mari au téléphone ? Lorsque vous travaillez sur votre thèse ? Dressez une liste de vos déclencheurs et notez à côté de chacun d'eux une activité alternative qui vous permettrait de vous sentir mieux dans ces contextes.

### 3. Notez quand vous vous arrachez les cheveux et tenez un journal

Tenez un journal ou un tableau de vos épisodes d'arrachage de cheveux. Grâce à l'écriture, vous pouvez vous faire une bonne idée de la période/fréquence, des déclencheurs et de l'impact de votre arrachage. C'est une bonne façon de vous soulager de la culpabilité et de la honte, et d'exprimer l'impact de la traction pilaire sur votre vie en général. Vous commencerez à identifier vos moments de faiblesse et vos états mentaux. En étant plus conscient de ces moments et de ces sentiments, vous commencerez à les maîtriser. Vous pouvez aussi utiliser un journal pour exprimer vos émotions. Dressez une liste des conséquences que vous avez subies à la suite de l'arrachage des cheveux.

## 4. Organisez votre traitement

Ne laissez pas vos activités quotidiennes au hasard. Avoir un planning quotidien à suivre vous donnera le soutien dont vous avez besoin et vous aidera à vous concentrer sur vos actions. Suivez votre planning le plus fidèlement possible pour vous aider à développer de nouvelles habitudes. Accordez-vous toutefois la possibilité de modifier votre organisation si vous constatez qu'elle ne vous convient pas, jusqu'à ce que vous trouviez le rythme qui convient le mieux à votre mode de vie. Si vous devez briser votre rythme un jour en raison de circonstances atténuantes (voyage, besoins familiaux, etc.), ne vous attardez pas trop, mais remettez-vous au travail dès que vous le pouvez.

Quelques exemples:

Le matin : se réveiller et avoir quelques minutes au lit pour visualiser une journée heureuse et réussie sans rien s'arracher.

Appliquer une crème ou l'huile "Trich Stop" avant de s'habiller. Ecrire dans son journal (2 pages), sans s'arrêter. Ne vous inquiétez pas de ce que vous avez écrit, utilisez-le simplement pour vider votre esprit. Prendre 10 minutes avant le début de sa journée pour méditer et se préparer pour la journée

L'après-midi : Prendre le temps de rédiger son journal et de remplir son cahier d'exercices. Se promener, faire de l'exercice ou travailler sur son passe-temps.

Le soir : Soyez conscient du moment où des déclencheurs peuvent se produire, comme regarder la télévision ou lire un livre. Ayez votre huile sous la main. Préparez une activité que vous pouvez faire si vous vous trouvez dans un moment de faiblesse. Profitez de ce temps libre pour lire des livres inspirants sur votre trouble, mais aussi sur une vie heureuse et la philosophie en général. Offrez-vous un bain aux huiles essentielles et aux plantes naturelles.

www.trichotillomaniastop.com

La nuit : Réfléchissez aux aspects positifs de votre journée et à ce qui s'est bien passé. Toutes les pensées négatives devraient être identifiées puis réduites et éliminées de votre esprit.

Maintenant créez votre propre planning.

## 5. Comment remplir la feuille de travail et le journal

Tenez un journal régulier, en le remplissant tous les jours avec vos expériences liées à votre manie. Nous avons inclus les premières pages pour vous aider à commencer.

## Commentaires et observations d'autre personnes :

Incluez les commentaires que vous avez subis et toutes les observations que vos amis, votre famille ou des étrangers ont faites au sujet de votre apparence ou de votre état, et de vos sentiments.

### Conséquences comportementales sur mon arrachage

Incluez tout comportement qui est une conséquence de votre trouble (devoir faire de grands efforts avec de l'eye-liner ou des couvre-chefs, etc.), et comment vous vous êtes senti.

### Les conséquences relationnelles

Incluez les conséquences relationnelles, comme le fait de ne pas sortir avec quelqu'un ou de passer du temps avec des gens parce que vous avez peur qu'ils découvrent que vous vous êtes arrachez les cheveux, et ce que vous en avez ressenti.

### Les déclencheurs

Dressez une liste de vos déclencheurs et notez à côté de chacun d'eux une activité alternative qui vous permettrait de vous sentir mieux dans ces contextes.

### Tableau de suivi

Remplissez un tableau comme celui de la page suivante pour suivre votre comportement de traction et vos émotions :

www.trichotillomaniastop.com

| Date et heure | Endroit | Déclencheur | Combien de cheveux tirés | La raison | Les pensées | Les sentiments | Activités envisagées |
|---|---|---|---|---|---|---|---|
| | | | | | | | |
| | | | | | | | |
| | | | | | | | |
| | | | | | | | |

# Mon journal de réussite Trich Stop

*Mes meilleurs conseils pour avoir le contrôle*

1. Reconnaître la situation, lire, faire des recherches, vraiment comprendre ce que vous affrontez.

2. Croyez qu'il est possible de maîtriser votre maladie. Entourez-vous d'un groupe de soutien positif et ayez confiance.

3. Obtenez un plan systématisé en place. Vous ne pouvez pas vous attendre à vous arrêter, et nous savons tous que «la volonté» n'est pas la solution. Il faut donc mettre en place un plan très clair.

4. Essayez différentes méthodes pour voir celle qui vous convient. Chaque personne étant différente, les méthodes auront des résultats différents selon les personnes. Essayez la visualisation, tenir un journal et la médiation. Toutes ces méthodes ont leurs mérites. La meilleure option à mon avis est d'avoir un mélange de méthodes.

5. Utilisez quelque chose (de naturel) pour caresser la zone. Pour moi, c'était la clé, car cela m'a permis non seulement de soulager les sentiments tenaces, mais surtout, cela m'a aidé à réorganiser mon cerveau et à transformer l'action de tirage en action de caresses. Je me trouve encore en train de me caresser ou de me frotter quand je peux sentir une envie de tirer arriver. C'est bien mieux que d'arracher!

6. Supprimer les produits chimiques de votre alimentation (aliments transformés, sucres, etc.) et de vos cosmétiques. Et soyez aussi sain que possible.

7. Enfin, SOYEZ INDULGENT AVEC VOUS-MÊME. Nous savons tous qu'il est très difficile de contrôler ces pulsions. Donc, si vous échouez, accordez-vous une pause, relevez-vous, époussetez-vous et recommencez. Arrêter est un processus graduel, soyez donc heureux de tout progrès que vous avez accompli et continuez comme ça. Ne vous découragez pas.

www.trichotillomaniastop.com

*Mon emploi du temps*

Matin:

_____

_____

_____

_____

_____

_____

_____

Après-midi:

_____

_____

_____

_____

_____

_____

_____

_____

_____

Soir:

_____

_____

_____

_____

_____

_____

_____

_____

*Mes activités pour réduire le stress*

_____

_____

_____

_____

_____

_____

_____

_____

_____

_____

_____

_____

_____

*Commentaires et observations des autres*

Commentaires:

_____

_____

_____

Mes ressentis:

_____

_____

_____

Commentaires:

_____

_____

_____

Mes ressentis:

_____

_____

_____

Commentaires:

_____

_____

_____

Mes ressentis:

_____

_____

_____

Commentaires:

_____

_____

_____

Mes ressentis:

_____

_____

_____

Commentaires:

_____

_____

_____

Mes ressentis:

_____

_____

_____

Commentaires:

_____

_____

_____

Mes ressentis:

_____

_____

_____

*Les conséquences comportementales sur le fait de me*

*tirer les cheveux/poils*

Comportement:

_____

_____

_____

Mes ressentis:

_____

_____

_____

Comportement:

_____

_____

_____

Mes ressentis:

_____

_____

_____

Comportement:

_____

_____

_____

Mes ressentis:

_____

_____

_____

Comportement:

_____

_____

_____

Mes ressentis:

_____

_____

_____

Comportement:

_____

_____

_____

Mes ressentis:

_____

_____

_____

Comportement:

_____

_____

_____

Mes ressentis:

_____

_____

_____

## *Les conséquences relationnelles*

Comportement:

_____

_____

_____

Mes ressentis:

_____

_____

_____

Comportement:

_____

_____

_____

Mes ressentis:

_____

_____

_____

Comportement:

_____

_____

_____

Mes ressentis:

_____

_____

_____

Comportement:

_____

_____

_____

Mes ressentis:

_____

_____

_____

Comportement:

_____

_____

_____

Mes ressentis:

_____

_____

_____

Comportement:

_____

_____

_____

Mes ressentis:

*Les déclencheurs*

Déclencheur:

_____

_____

_____

Activité alternative:

_____

_____

_____

Déclencheur:

_____

_____

_____

Activité alternative:

_____

_____

_____

Déclencheur:

_____

_____

_____

Activité alternative:

_____

_____

_____

Déclencheur:

_____

_____

_____

Activité alternative:

_____

_____

_____

Déclencheur:

_____

_____

_____

Activité alternative:

_____

_____

_____

Déclencheur:

_____

_____

_____

Activité alternative:

_____

_____

_____

*Tableau de suivi*

| Date et heure | Endroit | Déclencheur | Combien de cheveux tirés | La raison | Les pensées | Les sentiments | Activités envisagées |
|---|---|---|---|---|---|---|---|
| | | | | | | | |
| | | | | | | | |
| | | | | | | | |
| | | | | | | | |

| Date et heure | Endroit | Déclencheur | Combien de cheveux tirés | La raison | Les pensées | Les sentiments | Activités envisagées |
|---|---|---|---|---|---|---|---|
| | | | | | | | |
| | | | | | | | |
| | | | | | | | |
| | | | | | | | |

## Notes

# Notes

## Si vous avez aimé ce livre...

Nous espérons que vous avez trouvé ce livre utile. Si vous souhaitez en savoir plus sur la manière dont vous pouvez continuer à lutter contre la trichotillomanie, contactez-nous à info@foxwellassociates.com

## Offre spéciale

En tant que membre de notre communauté "Trich Stop", nous aimerions vous faire profiter de ces offres spéciales :

☐ un rabais de 10% sur l'huile "Trich Stop Oil". C'est une huile entièrement naturelle composée d'ingrédients tels que l'huile d'olive, la lavande française, le jojoba, les agrumes, le basilic, le romarin et autres huiles essentielles et essences végétales. Elle est utilisée pour apaiser les follicules, réduire les envies, favoriser la croissance des cheveux et surtout, encourager la modification du comportement, en vous aidant à changer votre habitude de traction au massage.

☐ un rabais de 10% sur le supplément d'acide aminé "Trich Stop" Les acides aminés sont de plus en plus considérés comme une partie puissante du traitement de la trichotillomanie. Notre Supplément du CNA a été élaboré en collaboration avec un fournisseur très réputé qui connait les troubles obsessionnels-compulsifs.

Si l'une ou l'autre de ces offres (ou les deux) vous intéresse, utilisez simplement le code' BEATTRICH' sur le site www.trichotillomaniastop.com lorsque vous y êtes invité.
Votre remise sera automatiquement appliquée.

## Nous aimerions avoir de vos nouvelles.

www.trichotillomaniastop.com

Nous croyons qu'une communauté est une chose puissante. Si vous avez des idées, des commentaires, des réactions ou des suggestions, n'hésitez pas à nous les faire parvenir à comments@foxwellassociates.com. S'il y a quelque chose que vous avez fait qui, selon vous, serait bénéfique à d'autres personnes souffrant de trichotillomanie, ou si vous avez utilisé les idées présentées ici de façon unique, envoyez-les-nous. Ici à "Trich Stop", nous sommes toujours heureux de travailler en équipe.

# Le guide Trich Stop pour les proches

## Un mot à la famille et aux amis

Tout d'abord, permettez-moi de vous féliciter pour votre proactivité et votre volonté d'aider un proche à en finir avec sa manie. Lire ceci, comprendre ce trouble et faire preuve d'empathie est la première étape pour l'aider dans sa lutte contre l'arrachage des cheveux, cils ou sourcils. Je vous encourage également à lire le reste de ce livre pour plus d'informations et pour mieux comprendre les différentes méthodes que votre proche va utiliser. Qu'il soit aux prises avec la trichotillomanie depuis de nombreuses années ou qu'il commence tout juste à en souffrir, en tant qu'ami ou membre de la famille, vous devez prendre une position active aujourd'hui pour l'aider à vaincre la trichotillomanie.

J'ai commencé à souffrir de trichotillomanie dès mon plus jeune âge. Cependant, ma famille ne l'a pas reconnu à l'époque et rien n'a été fait pour traiter mon trouble, ce qui a fini par me rendre la vie beaucoup plus difficile à long terme. J'ai souffert de mon trouble pendant plus de 35 ans avant de trouver enfin une série de traitements qui m'a aidé à devenir une "ex-arracheuse de cheveux". Je ne peux que penser que si ma famille avait été plus consciente ou plus solidaire, je n'aurais pas souffert si longtemps.

Votre ami ou parent aura besoin de votre aide, de vos encouragements, de votre patience, de vos conseils et de votre sagesse. Mais ensemble, je sais que vous pouvez battre la Trichotillomanie. Qui sait, même votre relation gagnera peut-être à relever ensemble ce défi difficile.

Mes meilleurs vœux pour vous et celui que vous pouvez aider

## Pourquoi en souffre - t-ils ?

La trichotillomanie est un trouble du contrôle des impulsions. Les personnes atteintes sont incapables de s'arrêter, et le comportement est souvent autodestructeur et pénible pour la personne qui en souffre. **Il est important de comprendre dès le début que la trichotillomanie est un trouble grave et plus qu'une simple habitude nerveuse, que l'on peut contrôler simplement en décidant d'arrêter.**

La recherche des causes et des traitements de la trichotillomanie en sont encore aux premiers stades, et personne ne sait vraiment ce qui cause la trichotillomanie. Il y a très probablement plusieurs facteurs qui peuvent agir séparément ou comme une cause combinée. Il peut s'agir d'un trouble neurobiologique qui peut être lié à la constitution génétique d'une personne. Parfois, elle est déclenchée par le stress, l'anxiété et la dépression. Les arracheurs de cheveux tirent parce que cette sensation leur fait du bien sur le moment ou parce qu'ils comblent un besoin, mais presque jamais parce qu'ils veulent devenir laids ou se défigurer volontairement.

On pense que la trichotillomanie touche 2 à 5 % de la population (vous voyez, votre proche n'est pas seul ou n'est pas si étrange que ça) et 80 à 90 % des cas signalés sont des femmes, bien que chez les enfants, le pourcentage soit plus proche de 50-50 % de filles par rapport aux garçons. L'âge moyen d'apparition est de 11 ans, mais la traction peut commencer à tout âge. Certaines personnes peuvent s'arrêter d'elles-mêmes. Cependant, beaucoup ne le font pas, et nous encourageons les amis et les parents à bien comprendre ce trouble et à s'impliquer dans la recherche d'un traitement le plus tôt possible. Plus les schémas neuronaux précoces qui se développent au cours des habitudes sont modifiés, plus il sera facile pour la personne atteinte d'être guérie.

www.trichotillomaniastop.com

## Les sentiments courants

En tant qu'ami ou parent, vous vivrez une variété d'émotions, et seuls les hauts et les bas peuvent être très fatigants pour les personnes qui en souffrent comme pour leurs proches. Vous ressentirez de la frustration et du désespoir, puis de l'exaltation lorsqu'ils commenceront à s'améliorer, avant d'être déçus lorsqu'ils recommenceront à tirer. Vous ne comprendrez probablement pas ce qui se passe et vous ne croirez pas vraiment que l'arracheur ne peut pas contrôler son comportement. Vous vous sentirez très probablement gêné par leur apparence, parfois au point de ne pas vouloir en parler, même avec des professionnels de la santé. Vous éprouverez probablement aussi de la culpabilité, comme s'il y avait quelque chose que vous pouvez faire différemment et qui changerait la situation. Il se peut aussi que vous vous sentiez dépassé et confus par tous les conseils et les pensées contradictoires. **Bien que tous ces sentiments soient des réactions parfaitement** naturelles, vous devez comprendre pleinement la situation afin de dissiper ces émotions et de les remplacer par des sentiments plus constructifs et positifs d'espoir, d'encouragement et de positivisme.

La croyance en la réussite est la clé dans le traitement des habitudes et des troubles obsessionnels-compulsifs. De nombreuses études ont été menées sur les raisons pour lesquelles des groupes comme les Alcooliques anonymes sont efficaces. Et il est évident qu'un des facteurs majeurs est de voir d'autres personnes ayant réussi à s'en sortir. **Le fait de faire partie d'un groupe qui cultive le positivisme et une attitude de "réussite" a un impact énorme sur le succès final.**

Par conséquent, il est important de rester positif à la fois pour votre ami ou parent et de les entourer de groupes de soutien et de modèles positifs.

Rappelez-vous simplement que la personne souffrante éprouvera aussi ses propres émotions, comme la honte, la culpabilité et l'incapacité de comprendre pourquoi elle ne peut s'arrêter.

Dans ce cas, il vous faudra être d'un solide soutien pour votre proche afin qu'il puisse surmonter ses émotions avec vous, sans que votre jugement ou vos propres bagages n'interfèrent. Pour ce faire, vous devez comprendre ce qu'est la trichotillomanie et avoir une compassion totale pour la personne qui en souffre. Avez-vous déjà essayé d'arrêter de fumer, de vous ronger les ongles ou de suivre un régime ? Si oui, alors vous savez que ces choses sont souvent beaucoup plus difficiles qu'elles n'en ont l'air. En gardant cela à l'esprit, mettez-vous à la place de la personne qui en souffre et faites preuve de compassion en tout temps lorsque vous vous occupez d'elle.

***La compassion est la clé.***

www.trichotillomaniastop.com

Votre ami ou membre de votre famille comprendra votre propre attitude et vos propres perspectives. Un sentiment de confiance et de croyance en lui, associé à la compassion et à la compréhension, rendra le rétablissement non seulement possible, mais aussi un moment moins stressant et moins isolant pour toutes les personnes concernées.

*Votre attitude et votre perspective des choses sont essentielles, et pourra guider votre ami ou membre de votre famille.*

## Aider l'autre

Quel que soit l'âge de la personne atteinte et votre relation avec elle, votre approche devrait être similaire. Votre but est d'établir une confiance mutuelle et de renforcer l'estime de soi.

Partagez avec l'autre les informations sur la trichotillomanie, sur le fait que de nombreuses personnes différentes sont touchées, et montrez-lui ainsi qu'il n'est pas un monstre. Mais peut-être l'autre a déjà fait cette part de travail et qu'il ou elle veut simplement échanger ses informations avec vous.

**Écoutez ouvertement et activement.**

Expliquez à votre ami ou membre de votre famille que vous comprenez ce qu'il vit et que vous savez qu'il ne peut pas "simplement arrêter". Ce sera un soulagement pour lui qui a sûrement l'impression que personne ne le comprend. Vous deviendrez un refuge sûr pour lui qui viendra de plus en plus

www.trichotillomaniastop.com

souvent vous demander de l'aide. Montrez-lui que vous êtes là pour l'aider à mettre en place un plan structuré et que ce sera un processus graduel, mais positif. Souvent, le fait de partage sa propre expérience à résoudre des difficultés et à changer son comportement (qu'il s'agisse d'un régime, de se ronger les ongles, de fumer, etc.) peut lui montrer que vous comprenez sa situation et qu'il n'est vraiment pas seul.

Ne fixez pas de limites de temps ou d'ultimatums et n'utilisez pas de récompenses. Cela ne fera qu'exercer une pression sur la personne qui en souffre et entraînera souvent une perte de confiance lorsqu'elle n'atteindra pas les objectifs qui ont été fixés.

Par-dessus tout, ne réprimandez, ne ridiculisez ou ne punissez jamais quelqu'un dans l'espoir de contrôler son trouble. Cela ne fonctionnera pas et ne fera que se retourner contre lui, le rendant plus secrets et plus honteux, exacerbant le problème.

*Toutes vos actions devraient être basées sur l'établissement de la confiance en soi et entre vous. En cas de doute, demandez-vous si le message que vous envoyez est un message constructif, collaboratif et positif qui mettra l'autre sur la voie du succès.*

## Votre philosophie en tant qu'ami ou parent

C'est le bon moment pour réévaluer votre philosophie en tant qu'ami ou membre de la famille. Avez-vous en au moins une ? Pour être un bon ami ou un bon parent, il est important d'avoir une philosophie bien pensée sur la façon dont vous voulez que votre relation soit ; une philosophie qui correspond à vos croyances et à vos objectifs. Une philosophie donnera une cohérence très importante à vos relations, mais vous aidera aussi dans ces moments frustrants où vous ne savez pas trop comment réagir. Dans ces moments-là, vous pouvez toujours vous rabattre sur vos croyances et vous demander quelles actions seraient en accord avec elles. Dans mes relations, j'ai constaté que la philosophie que j'ai établie au tout début de ma vie adulte, une philosophie de bonté, de respect et de loyauté, m'a aidé dans toutes mes relations.

Votre philosophie, en tant qu'ami ou membre de la famille, et la façon dont vous traitez les autres selon d'autres sujets auront un impact sur votre capacité à faire face à la trichotillomanie de l'autre. Une bonne façon de développer votre philosophie est de lire des livres (voir notre liste de recommandation), de consulter des blogs, de parler à d'autres personnes que vous admirez, de discuter de vos objectifs relationnels avec les autres et d'observer comment les autres créent des relations constructives.

Pensez aux valeurs que vous voulez inculquer dans vos relations et à la façon de les montrer aux autres (les gens nous traitent comme nous nous attendons à être traités), aux types de relation que vous voyez avec eux à long terme, etc.

*Pour les traitements contre la trichotillomanie, avoir une philosophie de soutien, encourager la confiance et la croyance, et établir une structure solide pour que votre ami ou parent puisse fonctionner sont les choses les plus efficaces que vous pouvez faire.*

## Traitement et soutien

Tout comme il existe de nombreuses personnes souffrant de trichotillomanie, il existe de nombreux types de traitements différents, allant des médicaments à la formation de la conscience de soi. Il n'y a pas de "remède" connu pour la trichotillomanie, mais il existe des options de traitement disponibles. Découvrir des moyens de contrôler les impulsions de traction des cheveux peut aider un patient à se libérer de la traction. La thérapie cognitivo-comportementale (TCC), les médicaments antistress et les groupes d'entraide pour les personnes qui s'arrachent les cheveux se sont tous avérés être des moyens efficaces de contrôler les symptômes. La TCC forme les patients à l'autosurveillance, à l'identification et à la réponse aux solutions à haut risque, à l'évaluation de la fonction d'attraction, à la confrontation des réalisations et au développement de la pleine conscience.

Je suggère d'effectuer un mélange de méthodes afin de trouver celles qui seront les plus efficaces pour votre ami ou membre de votre famille. Souvent, une combinaison de traitements s'avérera la plus efficace.

**Plus important encore, il est important pour ceux qui souffrent de trichotillomanie de savoir que même s'il peut être difficile d'arrêter d'arracher les cheveux, c'est possible!**

www.trichotillomaniastop.com

## Thérapie ou non ?

Bien que nous encouragions les souffrants à essayer la thérapie (après tout, nous faisons appel à des comptables et à des avocats pour obtenir de l'aide spécialisée, pourquoi pas à un thérapeute), de nombreuses personnes (et d'ailleurs des parents ou des amis) rechignent à la thérapie. La thérapie semble concrétiser l'anomalie et la honte. Nous suggérons de commencer par un programme à domicile pour donner à la personne qui en souffre une certaine confiance et une certaine structure dans l'intimité de sa propre maison. Une fois qu'il se sent bien avec les progrès qu'il fait, vous pouvez essayer un thérapeute et voir si c'est bon pour la personne concernée. **Surtout, ne forcez pas un ami ou un parent à consulter un thérapeute ou à faire quoi que ce soit dans son traitement qu'il ne veut pas faire.**

*L'acceptation d'une personne atteinte est souvent graduelle. Et le respect de son propre rythme envoie le message important que vous avez confiance en elle.*

## Les rechutes et la façon d'y faire face

Un dernier mot sur les rechutes : ces contretemps sont une partie normale du processus et vous devriez vous y préparer, et préparer votre proche. Visez une guérison graduelle plutôt qu'une approche radicale. En effet une approche radicale ne ferait que causer de la frustration et une perte de confiance. **Le réentraînement des schémas neuronaux ainsi que la mise en place de systèmes de guérison prennent du temps, alors donnez à votre famille et à vos amis le temps de guérir ensemble.** Lorsque l'être cher subit une rechute, n'en faites pas toute une histoire. Reprenez-vous, passez l'éponge, expliquez la nature graduelle de la récupération et recommencez. Expliquez que le fait d'avoir été capable de faire des progrès montre que c'est possible. Il ne lui reste plus qu'à s'enraciner dans son comportement, ce qu'il fera, avec suffisamment de temps et de pratique.

*Par-dessus tout, apprenez à votre proche à être bon*

*envers lui-même.*

# Conseils Trich Stop

### Réduire le stress

Maintenez la maison et l'environnement aussi libres de stress que possible. Bien que cela soit plus facile à dire qu'à faire, faites un effort pour garder l'atmosphère aussi sereine que possible.

### Réduire au minimum les changements

Essayez de vous en tenir à un rythme établi.

### Éteignez la télévision

La télévision peut transmettre des messages négatifs. Encouragez la personne à faire quelque chose de constructif à la place.

### Suggérez à votre proche d'avoir un animal de compagnie

Les animaux de compagnie sont parfaits pour réduire le stress, augmenter l'activité et donner de l'amour inconditionnel.

### Retirer les miroirs

En enlevant tous les miroirs possibles, vous aiderez la personne à cesser de se concentrer sur son apparence.

## Souvenez-vous

- Montrez votre confiance en l'autre

- La compassion et la croyance sont ESSENTIELLES

- Encouragez la personne atteinte à essayer différentes méthodes pour trouver celles qui lui conviennent le mieux.

- NE JAMAIS dire à l'individu qu'il peut s'arrêter s'il le veut vraiment.

- Écouter activement

- Ne jamais châtier, punir, ridiculiser ou forcer le souffrant de quelque façon que ce soit.

- Réduire le stress dans l'environnement quotidien, à la maison o Éliminer le changement et maintenir les choses aussi constantes que possible, en aidant la personne atteinte à mettre en place une structure de traitement.

o Encourager les passe-temps, l'exercice ou d'autres activités

o Encourager l'individu à changer son comportement de traction pour un massage (en utilisant une sorte d'huile naturelle) afin de développer de nouvelles voies neurales et d'instiller des résultats à long terme.

## Comment aider avec les traitements

Guidez votre proche lorsqu'il s'agit de l'aider à surmonter son trouble.

Tout d'abord, encouragez-le à utiliser un journal, que ce soit en y écrivant, en griffonnant ou encore en dessinant. Du moment que cela puisse l'aider à s'exprimer. Ne demandez pas à voir son journal ou ses écrits privés et ne les regardez pas à moins qu'il ne vous invite à le faire. N'essayez même pas de vérifier s'ils ont écrit dans leur journal. C'est le moment d'établir un climat de confiance qui, à son tour, les aidera à découvrir la confiance en eux-mêmes.

Aidez-les aussi à adopter cet aspect de leur personnalité et de leur vie unique. Expliquez que cela fait partie de ce qu'ils sont, et qu'il n'y a rien de mal à cela. Que la trichotillomanie est un trouble légitime dont ils ne devraient pas avoir honte. Encouragez-les à accepter, puis lâchez prise.

Suggérez-leur de garder une sorte d'huile (nous recommandons l'huile "Trich Stop Oil" - voir la fin de ce livre pour une offre spéciale) à utiliser discrètement, alors ils ont des envies. Il est important de les aider à commencer le réflexe de masser plutôt que de tirer.

*Rappelez-vous : c'est leur voyage et vous n'êtes là que pour les soutenir*

## Ressources recommandées

Je ne saurais trop insister sur le fait que beaucoup de lectures peuvent vous aider à comprendre la trichotillomanie et la condition de votre bien-aimé. À lire pour être informé, mais aussi comme source d'inspiration pour vous aider à traverser cette situation difficile. Utilisez les éléments suivants comme ressources supplémentaires.

### 1. Les livres

*Un parent assez bon* - Bruno Bettelheim

Regard encourageant et édifiant sur la parentalité, ce livre vous donnera une philosophie sans culpabilité pour être le meilleur parent que vous puissiez être.


*Le pouvoir de l'habitude* - Charles Duhigg

Une recherche fascinante sur les 'habitudes' (et bien que nous sachions que l'arrachage de cheveux n'est pas une 'habitude' en tant que tel, il adopte des comportements répétitifs).

*Les principes de réussite* - Jack Canfield
C'est un travail plus général sur le succès dans la vie, mais les principes sont excellents et il contient un message optimiste et optimiste qui vous laisse un message positif à transmettre à l'avenir à votre proche.

*Arrêtez-moi car je ne peux pas m'arrêter* - Jon Grant
Un livre informatif sur les troubles du contrôle des impulsions. La recherche du Dr Grant est financée par l'Institut national de la santé mentale.

*L'enfant au cerveau entier* - Dan Siegal
Un regard intéressant sur le développement et le fonctionnement du cerveau, même pour les personnes sans

enfants. "Lorsque les neurones se déclenchent ensemble, ils établissent de nouvelles connexions entre eux. Au fil du temps, les connexions résultant de la mise à feu conduisent à un" recâblage "du cerveau. C'est une nouvelle incroyablement excitante. Cela signifie que nous ne sommes pas tenus en captivité pour le reste de la société. Nos vies en fonction de la façon dont notre cerveau fonctionne en ce moment - nous pouvons réellement la réorganiser pour que nous puissions être en meilleure santé et plus heureux, non seulement pour les enfants mais pour les adultes.

## 2. Sites Web

www.trich.org

Un site plein d'informations et de ressources sur les TOC.

www.bfrb.org

Informations et soutien pour les comportements répétitifs centrés sur le corps

www.trichotillomaniastop.com

www.ocduk.org

Basée au Royaume-Uni, cette organisation caritative aide les personnes atteintes de troubles obsessionnels-compulsifs.

www.masgutovamethod.com

Informations sur le Dr Svetlana Masgutova et sa méthode MNRI® (Masgutova Neuro Sensori Motor Reflex Integration) via l'Institut pédagogique Svetlana Masgutova

3. Trich Stop

Vous êtes également invité à nous contacter directement à info@foxwellassociates.com pour toute information complémentaire.

www.trichotillomaniastop.com

## Notes